写真でわかる

看護安全管理

……事故・インシデントの背景要因の分析と対策……

【監修】村上美好

済生会横浜市南部病院 元看護部長

【指導】佐相邦英

財団法人 電力中央研究所 社会経済研究所

ヒューマンファクター研究センター 上席研究員

インターメディカ

まえがき

今日、様々な分野にわたる事故報道に触れるが、われわれがこれほど「安全」を失い、「信頼」が損なわれていることを実感する時がくるとは思っていなかった。人はひたすら利便性を追求し続け、効率性を優先してその果実を手にした。おそらく、それを豊かになったと錯覚していたのかもしれない。日常生活上、身近にこれほどまで安全が脅かされているとは、思わずにいたのである。

翻って医療界はというと、横浜市立大学病院の患者取り違え事故が公にされて以来、バッシングに近い状態に置かれ、必死に他産業分野の質向上のための事故防止知見に学ぼうとした。そして、厚労省をはじめ、多くの機関の後押し、取り組みが行われ、診療報酬制度の誘導によるとはいえ、病院としても安全管理室の設置などの仕組みを徹底した。

ところが、最も安全に腐心していると思われた航空、鉄道、電力はもとより、食品など多岐にわたる分野で、安全管理が十分に機能していないことが暴露されたのである。

医療界は遅れをとったとはいえ、「機能」の側面では同じ位置にいたのである。今や、医療界はリスクマネジメントに関して、独自に切り開いて理論を作り上げていくほかない時期にいる。他産業界のこれまでの知見は、おおいに活用しよう。しかし、真似るだけではなく、医療に即した対応・理論を構築していくことが求められる。

なかでも、看護は安全で安心、安楽を提供するのが、その本質である。看護界が積極的に推進し、安全追求を実践し、成果を挙げていくことが求められると自覚している。

それには、何をしたらよいのか。手始めに現場に起こったヒヤリハットから学び、全体（施設・看護界・医療界）に提案・提言し、ある方向性を示唆するものであると考える。こうした背景から、本書に取り組んだ。

協力者として、先駆的に安全管理に取り組んだ国立国際医療センターや武蔵野赤十字病院、かつて所属した済生会横浜市南部病院の各看護部長を通じ、リスクマネジャーの方々に依頼した。佐相氏とは研究会で知り合い、今回紹介する分析法が“当事者にいかに言い訳をしてもらうかが大切”という考え方に妙に納得した経緯があり、指導・協力をお願いした。

皆様にとっては難題であり、多忙にもかかわらず、幸い引き受けてくださった。原案作りを分担し、勤務終了後に参集して熱心に意見交換をした甲斐あり、時間がかかったが現実的にだれもが遭遇する事例を挙げることができた。

事例のテーマは「写真でわかる臨床看護技術」「写真でわかる基礎看護技術①②」（インターメディカ刊）の目次に照らしており、1項目につき3～4事例を作成した。したがって、本書に提示した事例は身体的手技的技能・技術に焦点化している。

本書の特色を以下に挙げる。

1. **ヒヤリハットについて日常的に、身近に分析ができ、改善活動に役立てることができる。**（SHELモデルや4M4E方式、RCAモデルよりも、現場に即応した思考パターンで対応できる。）
2. **事象の連鎖、背景要因のボックスをじかに体験したことを想起して作るため、現場の状況を知り尽くし、職場の問題構造、問題の核心が見えてくる。**
3. **自施設内の報告制度に準じた報告書形式に、容易に記載できる。**
4. **リスクマネジメント領域の教育・研修の教材として、役立てることができる。**

事故は、あってはならないことである。だが、人はエラーを起こす。そしてまた、仕事に熟練していく過程で小さな失敗をしてこそ、何がポイントか、大切なのかを体験して質を上げていく。

この矛盾した状況に直面し、人は成長する。成長の糧は、この「失敗から学ぶ、失敗を研究する」という真摯な態度・行動から培われるものであることを肝に銘ずるべきである。こうした日常活動から、安全に関する文化が醸成されることになる。

さて、本書を刊行できたのは、分担執筆者・指導者はもちろん、各施設の施設長をはじめとして、看護部長や仲間の温かい支援があってこそと、改めて実感する。

また、株式会社インターメディカの赤土社長、編集長の小沢氏、各編集者の惜しみないご支援・ご協力があったからこそである。

共に、心より御礼申し上げる。

平成19年5月吉日

村上 美好

CONTENTS

CONTENTS

CONTENTS

AUTHORS

【監 修】

村上 美好　済生会横浜市南部病院 元看護部長

【指 導】

佐相 邦英　財団法人電力中央研究所 社会経済研究所 ヒューマンファクター研究センター 上席研究員

【執 筆】

済生会横浜市南部病院

稲垣 文子　医療安全管理部医療安全管理室担当課長
望月 直樹　看護部課長補佐
神保 美香　看護部係長

国立国際医療センター

木村 弘江　副看護部長
青木 愛恵　前副看護師長
宮田 恵美　副看護師長
横尾 由希子　副看護師長

武蔵野赤十字病院

杉山 良子　看護師長（医療安全推進室）
織田 幸恵　看護師長
櫻井 美枝　看護係長
林　雅代　看護係長
原田 真由美　看護係長

【協 力】

済生会横浜市南部病院

市川 祐子　看護部副部長

国立国際医療センター

山西 文子　前看護部長（現 独立行政法人国立病院機構理事・東京医療センター副院長）

武蔵野赤十字病院

高橋 高美　看護部長（副院長）
武蔵野赤十字病院臨床工学課

●再発を防ぐ、未然に防止する

事故・インシデントの背景要因の分析

■ 特別寄稿　佐相 邦英　財団法人電力中央研究所 社会経済研究所
ヒューマンファクター研究センター 上席研究員

事故やインシデントを未然に防ぎ、再発を防止するには、
問題点を明らかにして、対策を立てることが必要。
それには、次のような分析手法が効果を発揮します。
あなたもぜひ、トライしてください。

STEP.1
インタビューで情報収集
「事象の連鎖」と「背景要因」をひもとく

STEP.2
時系列で、事象を把握
情報を時系列で整理し、事故に迫る

STEP.3
背景要因を把握
事象の連鎖と背景要因を図式化しよう

STEP.4
問題点の整理と対策
問題点に対する、対策を立てよう

PREFACE

はじめに

事故・インシデントを分析する目的は？

●第1の目的は、ミスの再発防止

人間はミスをする生き物だといわれています[1]。そして、そのミスが時として、患者さんに重大な影響を与えてしまうことがあります。このような事態は、患者さんのことを思い、一生懸命仕事をしている“ミスをしてしまった”当事者にとっても、病院にとっても、ひいては医療界全体にとっても、とても不本意なことです。

そこで、2度とミスをしないため「なぜ、そのミスが起きたのか」、つまり事故・インシデントの背景要因を明らかにして、再発防止のための対策を立てる必要があります。これが分析の第1の目的です。

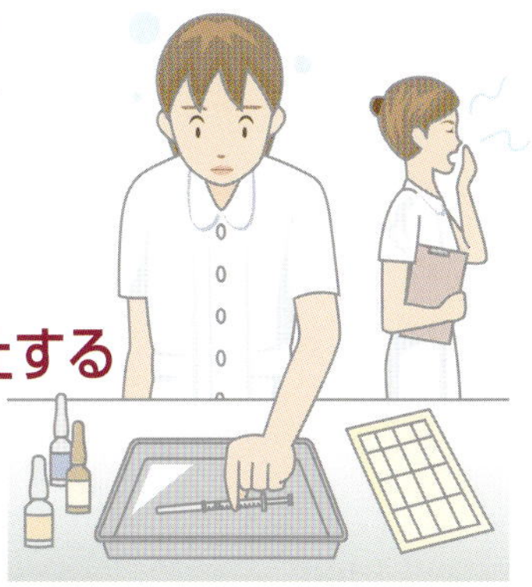

●第2の目的は、ミスを未然に防止する

分析には、もう1つの目的があります。
例えば、

指差し確認を励行しない雰囲気が病棟全体にあったために

↓

処置をする時の指差し確認がおろそかになり

↓

薬を別の患者さんに投与してしまった

とします。この“指差し確認を励行しない雰囲気が病棟全体にあった”ことが、この事故を引き起こした背景要因の1つといえるでしょう。

しかし、この背景要因は“薬を別の患者さんに投与してしまった”行為にだけ、あるいはこの“ミスしてしまった”当事者だけに影響していたとはいいきれないと思います。その病棟でのすべての処置、すべての医療従事者に大なり小なりの悪影響を及ぼしていると考えるべきです。このような背景要因を明らかにして、対策を立てる必要があることは、ご理解いただけると思います。

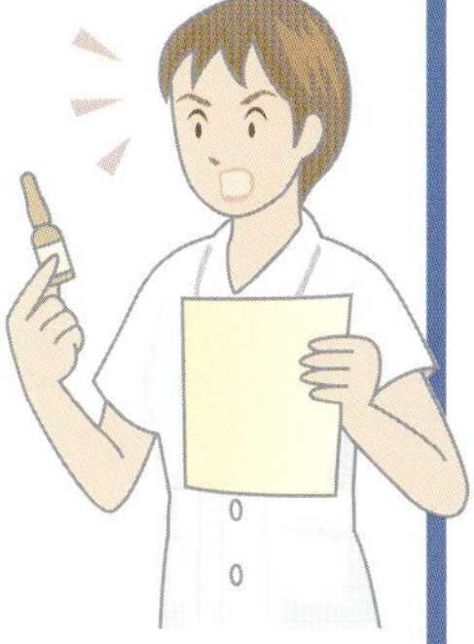

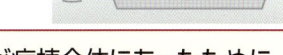

すなわち第2の目的は、病棟・病院で行われるすべての処置・人に悪影響

を及ぼしそうな背景要因を、分析の対象になっている事故・インシデントを通じて明らかにして、将来起きる可能性のある事故・インシデントを未然に防止するための対策を立てることにあります。

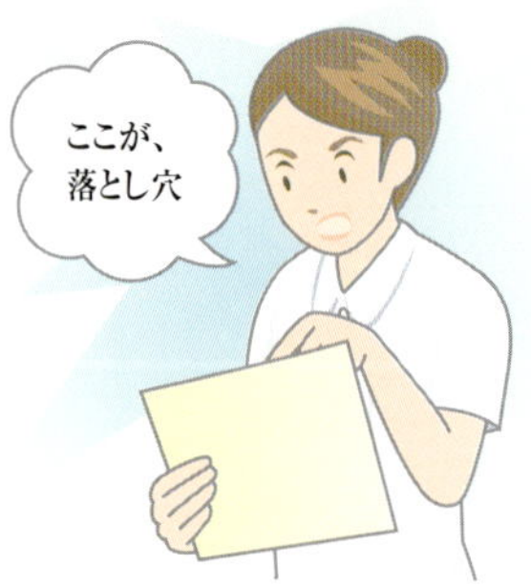

●分析で陥りやすい落とし穴

「分析の目的は重々理解しているけど、うまく背景要因を分析できない」という人もいると思います。分析の仕方が適切でない場合もありますが（これについては、後述します）、それ以外に根本的な間違いに陥っていることがあります。

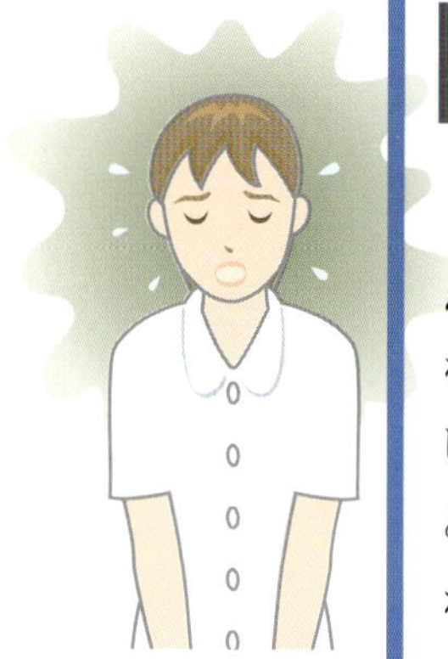

その1　個人の責任を追及していませんか?

1つ目は、個人の責任追及という落とし穴です。日本人の気質かもしれませんが、“ミスしてしまった”当事者は、「私の不注意でした」と自分自身に責任を負わせがちです。また、分析する人も「確認しなかったの!?　あんなに確認しなさいって、言ったのに」と、その当事者個人の問題として片付けてしまうことがあります。これは、大きな間違い。ミスをしたい人なんていません。その人が置かれていた状況が、ミスを起こさせるのです。

その2　目立つ“問題”だけに注目していませんか?

2つ目は、目立つ“問題”だけに関心が向いてしまい、事故・インシデント発生の全体像を見逃すという落とし穴です。

つまり1つ、2つの目立つ“問題”が見つかれば、それに対して対策を考えて終わりにしてしまうということです。確かに、その1つ、2つの“問題”は事故・インシデントの背景要因の一部でしょう。でも、本当にそれだけでしょうか?

ほかに“問題”はないといいきれますか?　じっくり検討する余裕がないのはわかりますが、まずは事故・インシデント発生までの全体像を正確・的確に把握することが不可欠です。

その3　対策ありきの分析にご注意を!

3つ目は、対策ありきの分析、つまり“手持ち”の対策で解決できるような背景要因だけを見出すような分析です。これは、明らかに本末転倒です。まずは事故・インシデントの背景要因を可能な限りすべて洗い出し、そのうえで対策を考えるべきです。もちろん、対策がとれない背景要因というのもあります。

このような分析の落とし穴があるからこそ、“事故・インシデント発生までの事実全体を正確・的確に把握し、対策を立てる”というシステマチックなアプローチが必要になります。

●分析手法とは、情報整理の方法のこと

「どの分析手法がいいですか」「どのような事例の時には、どの分析手法がいいですか」などと質問する人がいます。世の中には、いろいろな分析手法[2-5)]があります。もともと分析手法でなかったのに、分析手法と呼ばれているものまであります。

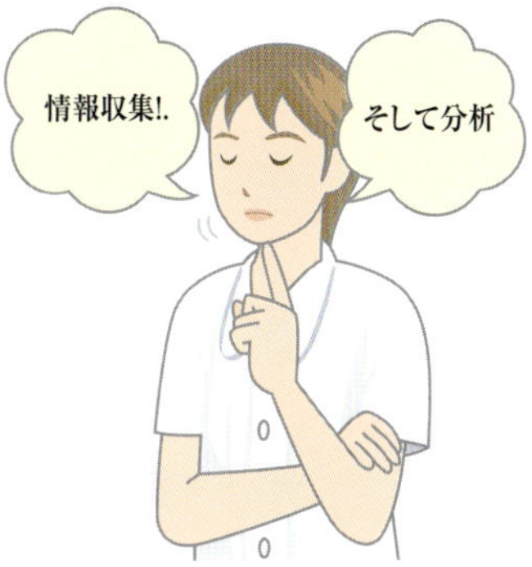

そこで、皆さんにぜひ、覚えておいてほしいことがあります。

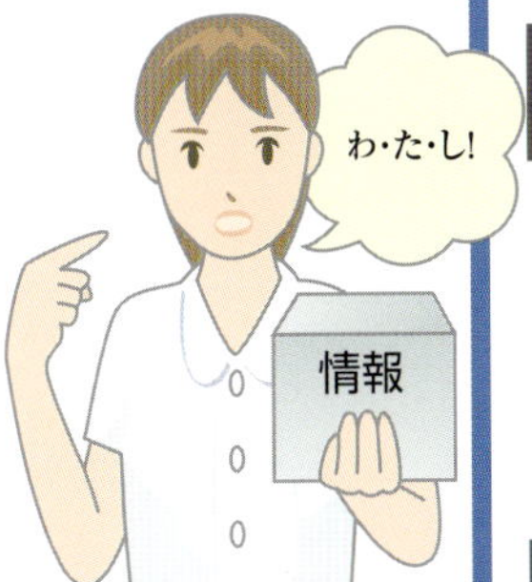

その1　分析するのは、分析手法ではなく“あなた”

分析手法が分析してくれるわけではありません。分析するのは、分析者である“あなた”です。

その2　分析の決め手は、何といっても情報収集

“あなた”が分析するためには、分析対象である事故・インシデントの情報を集めてください。勝手に想像しないでください。集めた情報ですべてが決まります。

そして、集めた情報を整理するために使うのが分析手法です。

さて本書では、ヒューマンエラーの背景要因の分析手法の1つであり、情報の収集と整理に最も適した手法の1つでもある、(財) 電力中央研究所 ヒューマンファクター研究センターが開発したJ-HPES (Japanese version of Human Performance Enhancement System)[6)]をもとにして、事故・インシデントの背景要因の分析方法を解説していきます。

STEP. 1 インタビューで情報収集

「事象の連鎖」と「背景要因」をひもとく

●事象の連鎖が、安全対策に穴をあける

まず初めに、事故・インシデント発生のメカニズムについて、説明しておきましょう。

潜在的な危険がある仕事に対しては、図1左に示すように、安全対策が設けられています[7]。例えば、患者さんのベッドの頭上にある酸素と空気の配管への接続間違いを防ぐソケットなどの設備的な安全対策、人工心肺装置の使用方法を記述したマニュアルなどのソフト的な安全対策、医療従事者が実施する指差確認など、さまざまな対策があります。これらの安全対策が正常に機能している限り、潜在的な危険は表面化せず、事故・インシデントは起きないはずです。

しかし、事故・インシデントが実際に発生している現実を踏まえると、図1中央に示したように、安全対策に穴があき、その機能を果たさなかったといえるでしょう。

この安全対策に穴をあける出来事が“事象”であり、人間の不適切な行為

図1 事故と事象の連鎖と背景要因

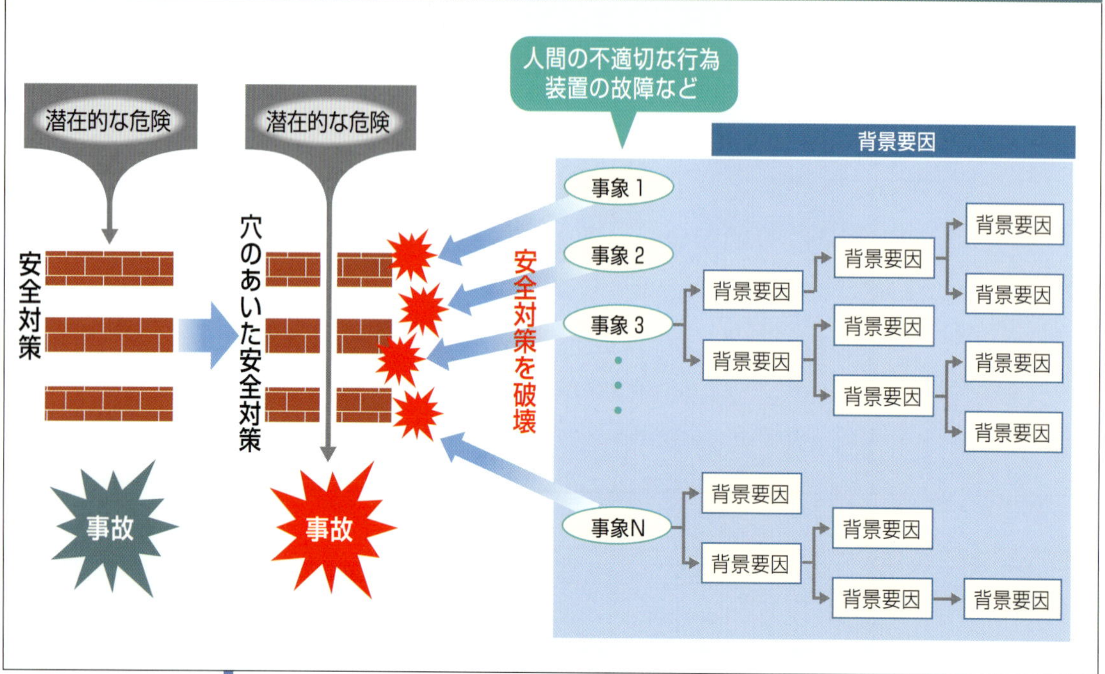

や設備の故障などがあります。また、これらの事象についても、起きるなりの理由、すなわち背景要因があります。

一見、突然起きたように思える事故・インシデントであっても、“いくつもの背景要因の結果として事象が発生し、その事象が安全対策に穴をあけ、その結果、潜在的な危険が表面化する抜け道ができて事故・インシデントが起きる”というシナリオがあるのです。

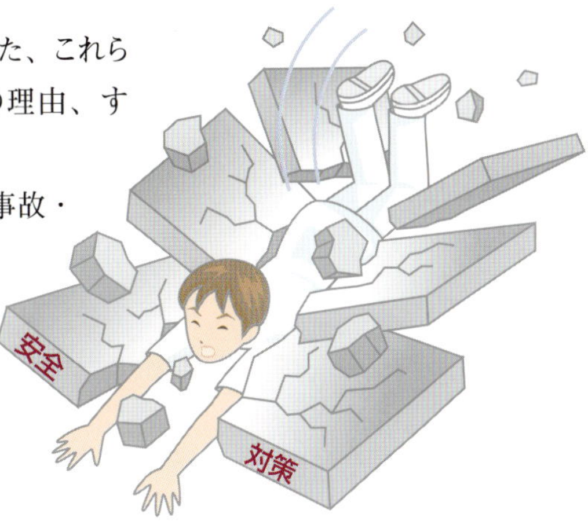

つまり、事故・インシデントの背景要因を分析するということは、事故・インシデントを“事象の連鎖”の結果としてとらえ、それぞれの事象について、どのような背景要因が影響していたのかというメカニズムをひもといていくことなのです。

●情報収集のコツは、“言い訳を聞いてあげる”

事象の連鎖、背景要因というと、「難しそうで、分析なんてとてもできない」と感じられる方もいるかもしれません。結論からいうと、手間や時間はかかりますが、分析はだれにもできます。

簡単な例で考えてみましょう。“電車の中に重要書類を忘れてしまった”という、やってしまいそうな事例です。概要は、次のとおりです。

> 平成××年×月×日、翌日のコンペ用のプレゼンテーション資料を営業課の加藤君が、帰宅途中の電車に忘れてしまった。その結果、翌日のコンペに参加できず、契約を逃してしまった。

この報告をした時の加藤君と上司のやり取りが思い浮かびますね。

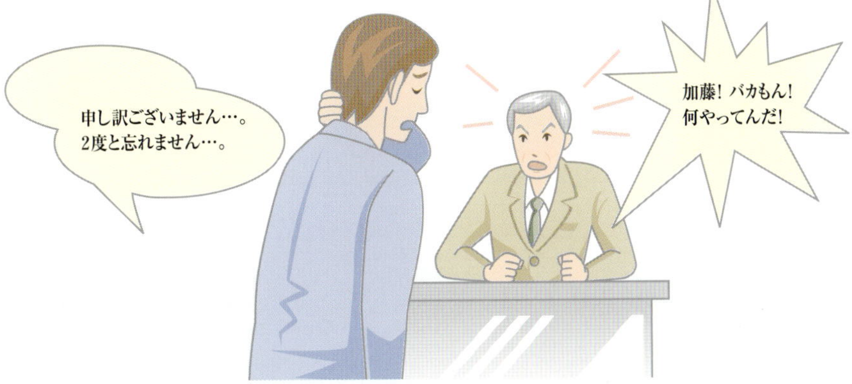

　でも、このままでは、忘れてしまった理由はわからずじまいです。2度と忘れないための対策も、上司のお叱りと“2度と忘れません”という精神論的なもの以外、何も出てきません。

　では、どうしたらいいのでしょうか？　とりあえず、加藤君にいろいろ話を聞いてみる必要がありそうです。加藤君にインタビューをしたところ、**表1**のように、「書類が重くて網棚に置き、疲れていたから居眠りしてしまい」といった、その時の状況がわかってきました。

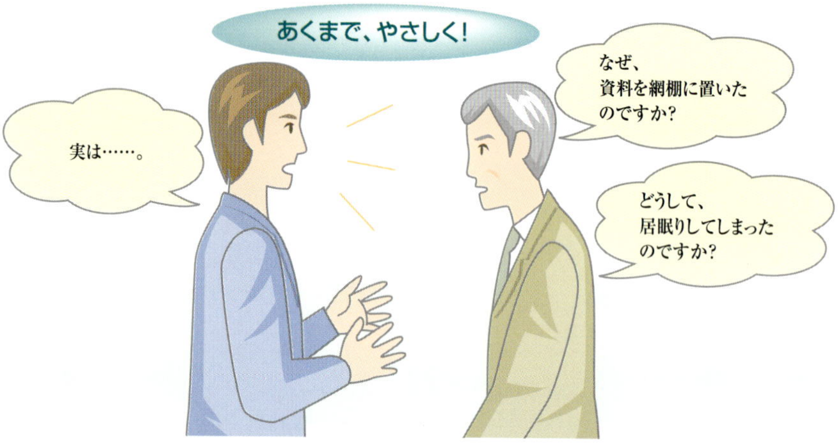

表1 どうして書類を忘れたの？

質問者	電車に書類を忘れたそうですね。
加藤君	そうなんです。翌日のコンペの資料がようやく完成し、一緒に資料を作った佐藤君と会社近くの飲み屋で飲みました。普段、かばんを持たずに通勤してますので、書類を紙の手提げ袋に入れて会社を出ました。部数もページ数も多くて、ちょっと重かったのですが、1人で資料を全部持ちました。
質問者	資料を網棚にでも置いたのですか？
加藤君	はい。電車に乗った時は混んでいたため、座れませんでした。そこで、明日の会議の資料、重かったこともあり、網棚にのせ、「この資料、忘れたら大変だぜ」などと言いながら、佐藤君と電車に揺られていました。
質問者	そうですか。で、電車を降りる時に持たなかったということですね？
加藤君	そうなんです。しばらく立ってましたが、前に席が空いたので、私たちは座りました。すると、まもなく2人とも寝てしまったようです。この契約をとろうと仕事が忙しくて、寝不足でした。
質問者	飲み会は長かったんですか？
加藤君	ちょっとのつもりが長引きました。
質問者	飲みすぎたんですね、いつものように？
加藤君	はい、ついつい。飲みすぎのくせが…。資料も完成して、ほっとしたもんで…。電車が私の下車駅に停まった時に目を覚まして、横で居眠りする佐藤君に声もかけずに電車から飛び降りました。
質問者	そうですか。それで、いつ書類を忘れたことに気づいたのですか？
加藤君	改札を出た時です。車内に書類を忘れたことに気づきました。が、運が悪いことに、佐藤君も書類のことなど忘れて、電車から降りてしまいました。おかげでコンペに参加できず、いい契約を逃してしまいました。
質問者	そうですか。わかりました。

もう、お気づきですか？　すでに、書類忘れの背景要因の分析が始まっています。書類忘れの背景要因を、加藤君でない“あなた”が思い悩んでいても何も始まりません。分析のスタートは、このように情報を集めることです。書類を忘れてしまったことを決して責めるのではなく、忘れてしまった状況を“やさしく”聞き出してください。

「○○した理由はなぜ?」「どうして××しちゃったの?」などというように。また時には、状況を想像して「△△したのではないですか?」というように。

ミスをしたい人など、だれもいません。その人が置かれていた状況がミスを起こさせるのです。その人の置かれていた状況を聞き出してください。言い訳をさせてあげてください。これがいちばん大切なことです。

POINT

インタビューを上手に行うには

● インタビューは「相手に話をしてもらう」ためのもの。「ああだったでしょう」「こうだったでしょう」と決め付けるような聞き方、「はい」「いいえ」で答えられるような聞き方では、背景要因を深く探ることはできません。

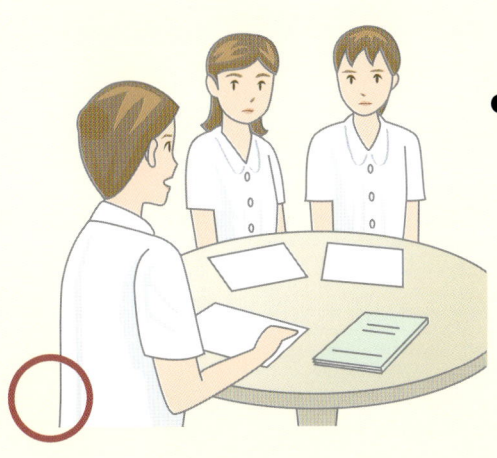

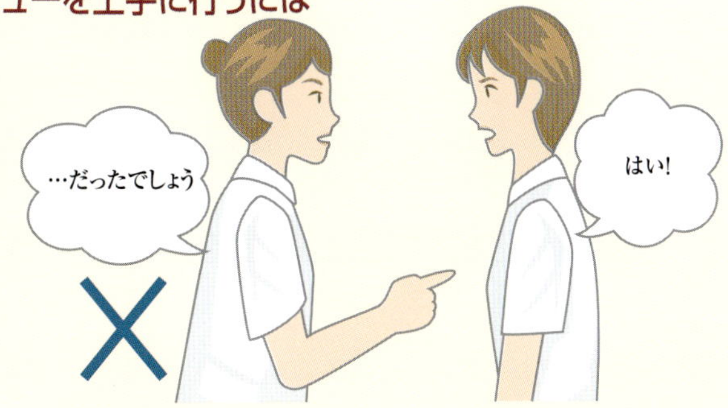

● 相手に話してもらうには、答えやすい環境を作ることも大切。相手によっては、1人でインタビューを受けることを嫌がる場合もあるでしょう。相手が希望する人に同席してもらうことも必要です。相手が1人を希望するなら、1人でかまいません。また、インタビュー側が大勢というのは、相手に威圧感を与えます。1人、2人の少人数が理想的。落ち着ける部屋を用意します。

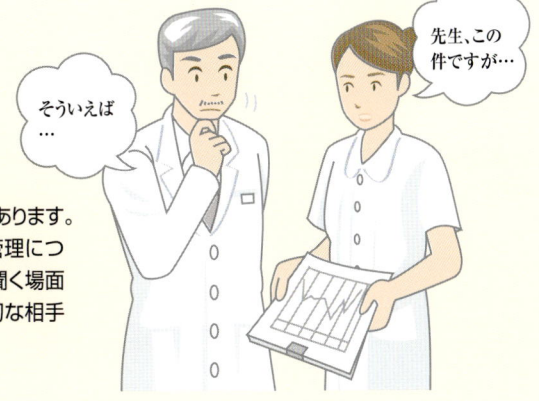

● 背景要因を聞き出す相手は、内容によって変える必要があります。当事者でなければわからないことは当事者に、病棟管理については病棟責任者に、場合によっては病院長から話を聞く場面も出てくるかもしれません。聞きたい内容ごとに、適切な相手にインタビューを行います。

STEP.2 時系列で、事象を把握

情報を時系列で整理し、事故に迫る

●集めた情報を、まずは時系列で整理しよう

表1のインタビューで、いろいろなことが聞き出せましたが、このままではわかりにくいですね。わかりやすく整理する必要があります。

先にお話ししたように、事故・インシデントは事象の連鎖として起きます。つまり、個々の事象は、時間の流れの中で起きます。また事故・インシデントの発生までには、多くの人がかかわるのが一般的です。このような複雑なものを、**表1**のような文章のままにしておいては、理解不能です（書類忘れの場合は、話が単純ですから、**表1**のままでも理解できるでしょうが）。

そこで、**表2**のような時系列を作って、事故・インシデント発生までの大まかな流れを整理しましょう。表の横方向に事故・インシデントに関係した人、縦方向に時間をとり、事故・インシデントが起きる（この場合、電車内に書類を忘れる）までの、関係者の行動や会話を大まかに整理します。

表2 時系列と事象の連鎖

時刻（正確な時刻がわかれば入れる）	加藤君	佐藤君	事象の連鎖（事象の発生に不可欠な出来事）
夜	会議の資料が完成した	会議の資料が完成した	
	佐藤君と飲みに行った	加藤君と飲みに行った	
	駅で電車に乗った	駅で電車に乗った	
	書類を網棚にのせた		加藤君が書類を網棚にのせた
	前の席が空いたので座った	前の席が空いたので座った	
	居眠りを始めた	居眠りを始めた	
電車到着 1	目覚めて飛び降りた		
	書類を忘れた		加藤君が降車時に書類を持たなかった
電車到着 2		書類のことなど忘れて電車を降りた	佐藤君が書類に気づかずに、電車を降りた

行動や会話には、“やるべきことをしなかった”“言うべきことを言わなかった”といったことも記述していきます。時には、“…と思った”というようなことも、事故・インシデントが起きるまでの流れを説明するうえで必要であれば書きます。ただし、この時系列は事故発生までの“あらすじ”を整理するものですから、詳細に書く必要はありません。第三者が見た時に、“あらすじ”がわかれば十分です。

このような時系列を作ってくださいというと、「いつまで時間をさかのぼって書いたらいいのだろうか」と思われる人もいると思います。この“いつまでさかのぼるか”については、分析対象とする事故・インシデントの内容によりますので、一概に“いつまで”とはいえません。集めた情報の中から、必要と“思うこと”を記述すれば結構です。あくまでも、“あらすじ”ですから。

●事故を起こした事象そのものに迫る

さて次に、事故を引き起こした事象の連鎖の“事象”を特定する必要があります。事象とは、先に説明したように安全対策に穴をあけた出来事です。いいかえれば、事故を起こすために不可欠な出来事です。書類忘れの事例では安全対策というものがないので、事故を起こすために不可欠な出来事という観点から考えたほうが、わかりやすいでしょう。

この事例の場合は、次の3つの出来事が、書類忘れに不可欠です。

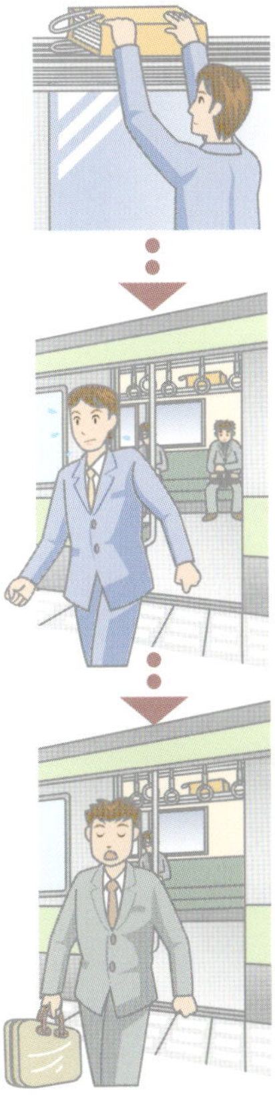

加藤君が書類を網棚にのせた。
（ずっと、手に持っていれば忘れることはなかったはずです。）

加藤君が降車時に書類を持たなかった。
（降りる時に書類を手に取ればよかったのですが、手に取らなかったですね。）

佐藤君が書類に気づかずに電車を降りた。
（佐藤君が気づいてくれたらよかったのですが…。）

どれか1つでも起きなければ、書類が電車の中に置き去りにされるという最悪の事態を避けられたはずです。

そこで、**表2**のいちばん右の列に、これらの事象を書き出しておきましょう。これら**表2**の右端に書かれたことだけを読めば、書類忘れの“あらすじ”のあらすじになっているはずです。

STEP.3 背景要因を把握

事象の連鎖と背景要因を図式化しよう

●事象ごとに、背景要因を整理

さて、いよいよ背景要因の整理です。背景要因は、**表2**の右端に書き出した事象ごとに整理していきます。書類忘れの場合、

① 加藤君が書類を網棚にのせた
② 加藤君が降車時に書類を持たなかった
③ 佐藤君が書類に気づかずに、電車を降りた

という3つの事象それぞれについて、整理していきます。

ところで、**表1**に示したインタビューの中に、背景要因が見え隠れしています。例えば、“なぜ、網棚に書類を置いたのか”というと、「電車の座席に座れず」、「書類が重くて」とあります。でも、文章のままだと、わかりにくいですね。ちょっと一工夫してみましょう。

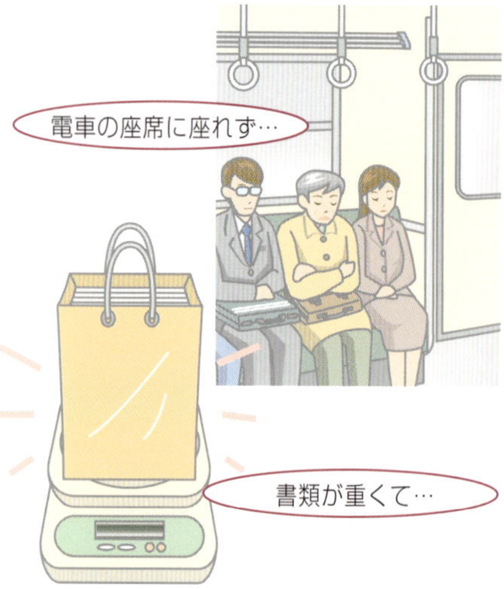

例えば、次のようなインタビューがあったとします。

聞き手「なぜ、○○しちゃったの?」
話し手「××だったし、△△だったし・・・」
聞き手「どうして××だったの?」
話し手「□□だったし、◎◎だったし・・・」

“○○の理由は××と△△”、“××

図2 インタビューの図式化

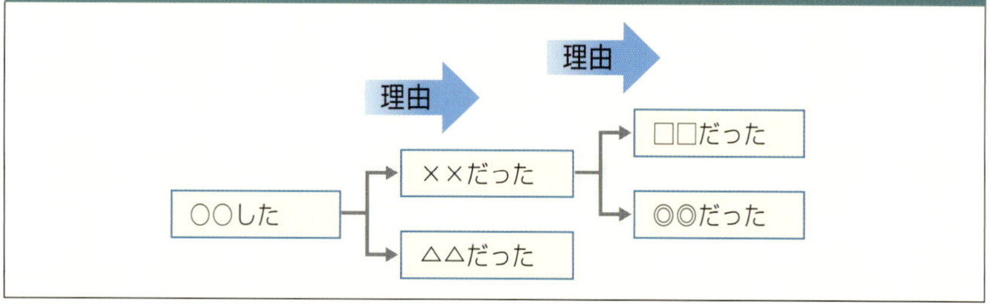

の理由は、□□と◎◎”という関係が示されています。これを図式化すると、**図2**のようになります。○○の理由は、××と△△でしたから、○○の右に並列に書きます。さらに、××の理由は、□□と◎◎でしたから、××の右に並列に書きます。

この要領で、**表1**のインタビューの内容を整理したものが、**図3**になります。これを原因関連図（背景要因が並んでいますから、背景要因関連図といってもいいでしょう）と呼びます。

図3 書類忘れの背景要因（原因関連図）

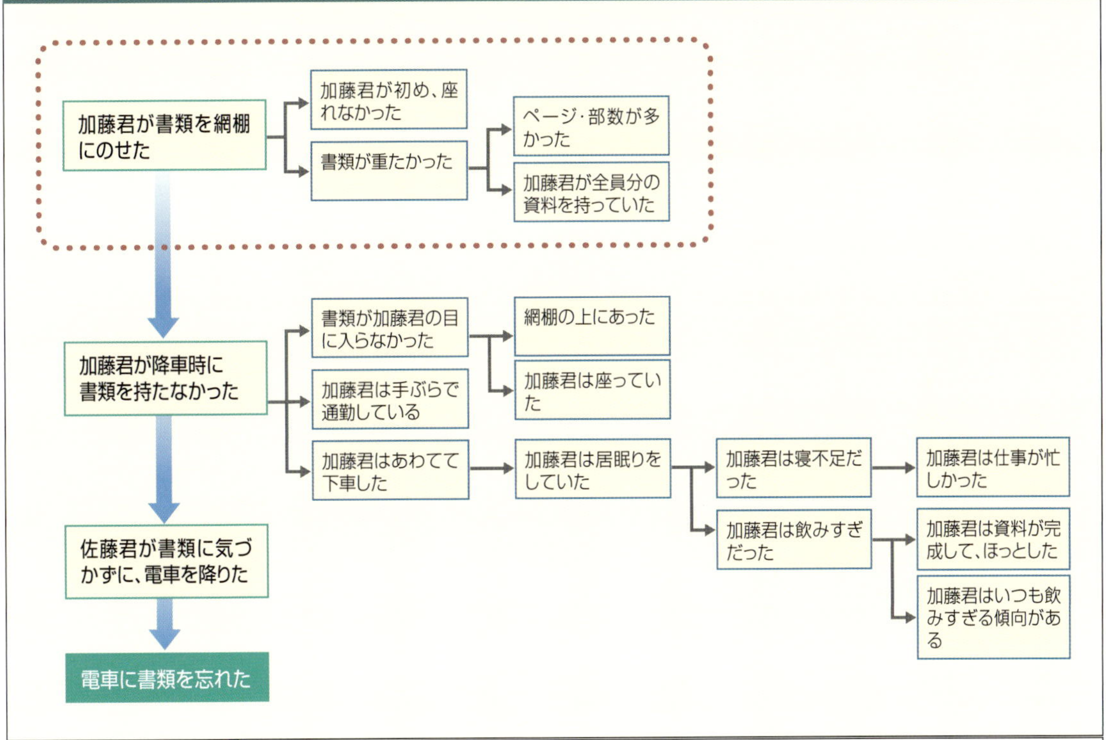

補足　事象と事故との関係を表す図を、図3のように描きましたが、下図のように描くこともあります。事象と背景要因の関係（つながり）が同じであれば、事象と事故の関係を表す表現方法はどれでもかまいません。
ただし、図3や左下図のような表現は、事象と事象の間に関連性がある（事象1が起きたから、事象2が起きて…）場合に適しています。また、右下図のような表現方法は、事象と事象の間に関連性がない（事象1と事象Nは関連性がないが、両事象が同時に起きたために事故が発生した）場合にも適しています。もちろん、事象のつながりの関係で、表現方法を変える必要はありません。どちらか1つの方法で表現を統一したほうがよいでしょう。

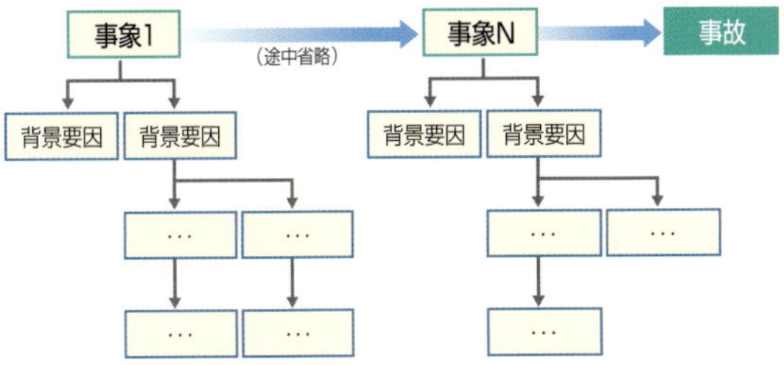

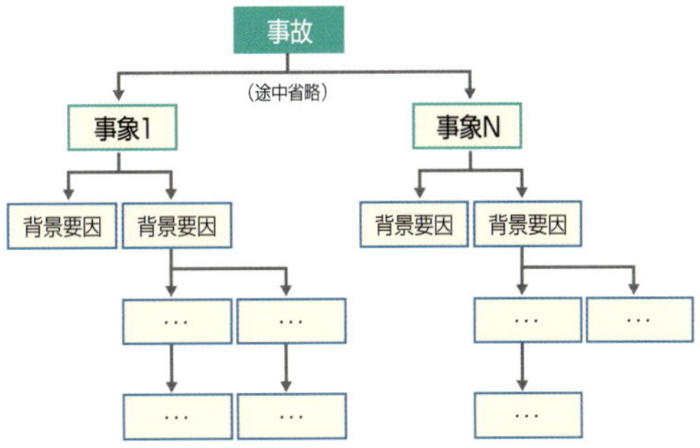

例えば、加藤君が書類を網棚にのせた背景要因は、図3の破線内のように“書類が重かった”ことと“座席に座れなかった”ことです。そして、“書類が重かった”のは、“ページ・部数が多かった”ことと“全員分の資料を１人で持っていた”ことです。

このようにインタビューで明らかになったことを整理することで、事故・インシデントを事象の連鎖として捉え、さらにその事象の背景要因を明確に整理できます。表1のインタビューの文章のままよりも、理解しやすいでしょう。

このような図を作る時には主語、特に“だれが”を書けるものについては、可能な限り書いてください。登場人物が多いと“だれ”のことだか、わからなくなりますから。

●原因関連図をうまく作るには、コツがある

さて、原因関連図は、図3のように

①左端に事象を時間の順序に並べ、事象の連鎖の結果として起きた事故の内容をいちばん下に記述します。

②次に、それぞれの事象の背景要因を右に整理していきます。背景要因の並べ方の基本は、インタビューで“なぜ?”→“○○だから”→“なぜ○○?”→“△△だから”と聞き出すように、左から右に向けて並べていきます（図2参照）。

③そして、ある程度できたら、今度は、右から左に向けて読んでいきます。内

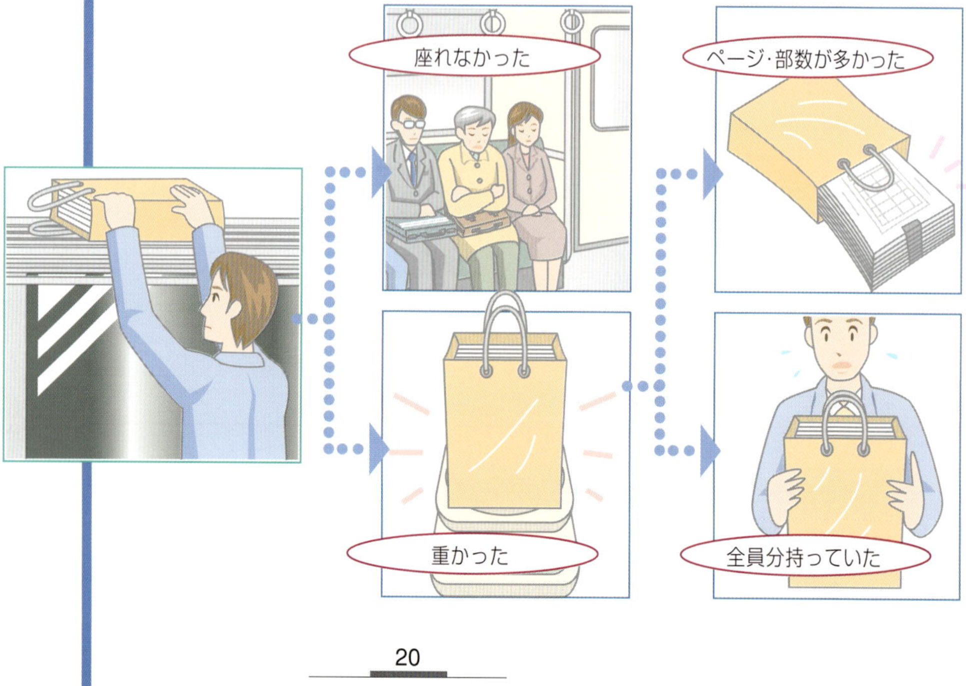

容的に、つじつまが合うはずです。「つじつまは合うけど、文章としては…」ということもあります。そのような場合は表現を少し見直してみてください、意味が変わらない程度に。図3の破線内の部分でいえば、“ページ・部数が多かったので、書類が重く、だから書類を網棚にのせた”というように、文章として成立しています。

このように、原因関連図作りの“ルール”は、単純です。インタビューで聞き出したことを、図に表現するだけです。しかし、このような整理の仕方に慣れないと、なかなかうまく並べられません。でも、コツさえつかめば、案外あっさりとできてしまいます。そこで、以下に、この原因関連図を要領よく作るコツを説明します。

その1　事象から、背景要因を1つずつ探る

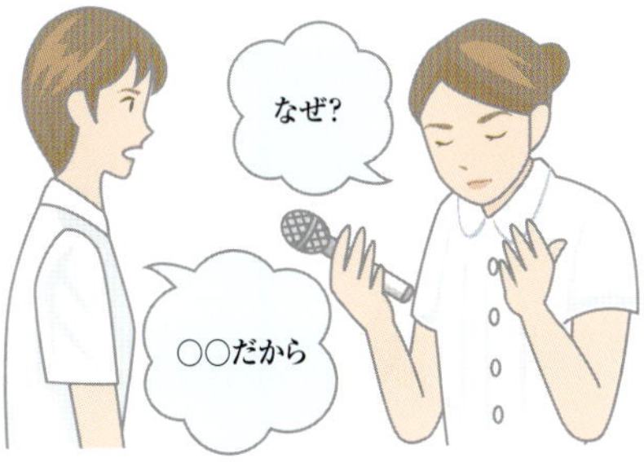

聞き出した背景要因の間に、“なぜ?”→“○○だから”→“なぜ○○?”→“△△だから”という関係が本来あるにもかかわらず、その関係がなくなって、断片的なものになっていると、原因関連図を要領よく作れません。

では、なぜ、背景要因につながりがなくなっているのでしょうか?

それは、インタビューをする時に、インタビューする人が脈絡もなく、その場、その時の思いつきから、「看護基準はどうなっていましたか?」「OJTはどうなっていましたか?」などと尋ねてしまうからです。

あるいは、“インタビューでは次のようなことに関する情報を集めましょう”というような“背景要因の一覧表”に基づいて、闇雲にインタビューしているからです。

このようなインタビューは、いってみれば、前述したような“目立つ問題にだけ関心が向いている”状態です。このような“下手な鉄砲も数打ちゃ当たる”というようなインタビューでは、運よくいくつかの問題を見出せたとしても、それら問題どうしの関係や事故・インシデントとのつながりを分析者自身が作り上げなければならなくなります。これでは、まるでジグソーパズルのようなもの、至難の業です。

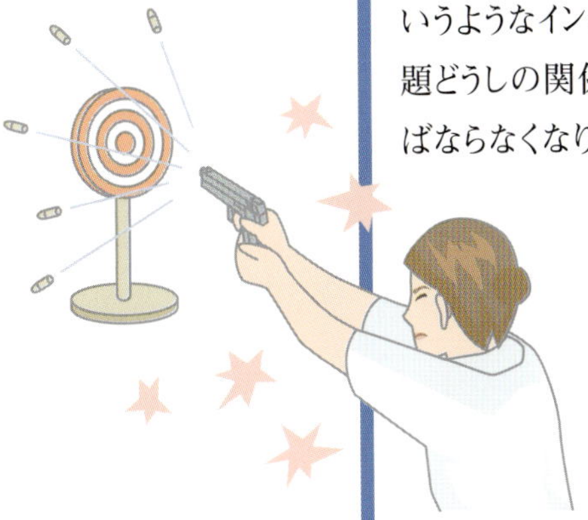

さらには、このようなインタビューで、例えば“看護基準”がよくないことが判明したことから、「なんで、そのような看護基準だったの?」なんて質問したところで、「昔のことなのでよくわかりません。当時は、それでよかったんじゃないですか」などと、ほとんど意味のないことしか聞き出せなくなり、その結果、うまく

背景要因が出てこないと悩んでしまうのです。

分析は、実際に起きたできごと、実際に行った具体的な行為など（すなわち事象の連鎖の“事象”）を出発点にして、その背後にある背景要因を手繰り寄せながら、結果的に看護基準の不備、OJTなどの教育の不備といった背景要因（ここでは、問題、原因といったほうがよいかもしれません）を見つけることなのです。

単純に“なぜ”を繰り返して、関係者から話を聞き出し、それを図にするだけです。結論を急いだインタビューでは、原因関連図を要領よく作れません。

その2　立ち戻って、ほかの理由を聞き出す

“なぜ”を繰り返してインタビューをして、そこで得られた背景要因を整理する時に、図4左のように、原因関連図がフォーク状（簾状）になってしまう場合があります。人間の行為には、いろいろな背景要因が複雑に絡んでいますし、さらにその背景要因の背景も、いろいろなものがあります。つまり、図4右のような木の根っこを横にしたような形になるのが、このような分析に長けた人の原因関連図です。

では、なぜ、このようにフォーク状（簾状）になってしまうのでしょうか？ Aという行為の背景を分析するとします。インタビューでAの理由（背景要因）を聞くと、“BとCだったから”という返事がきます。次にBとC、

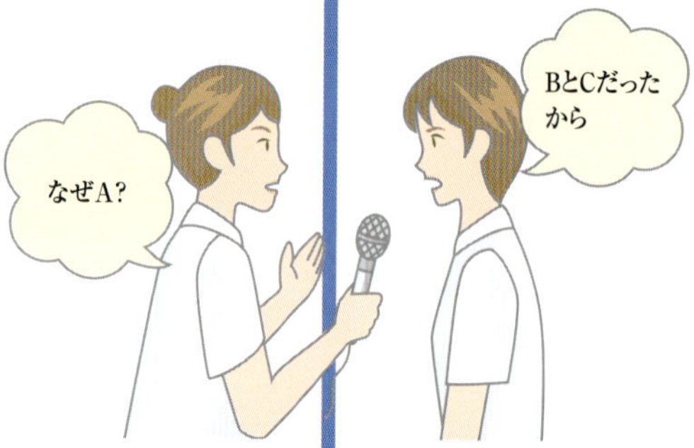

図4　原因関連図のよい例、悪い例

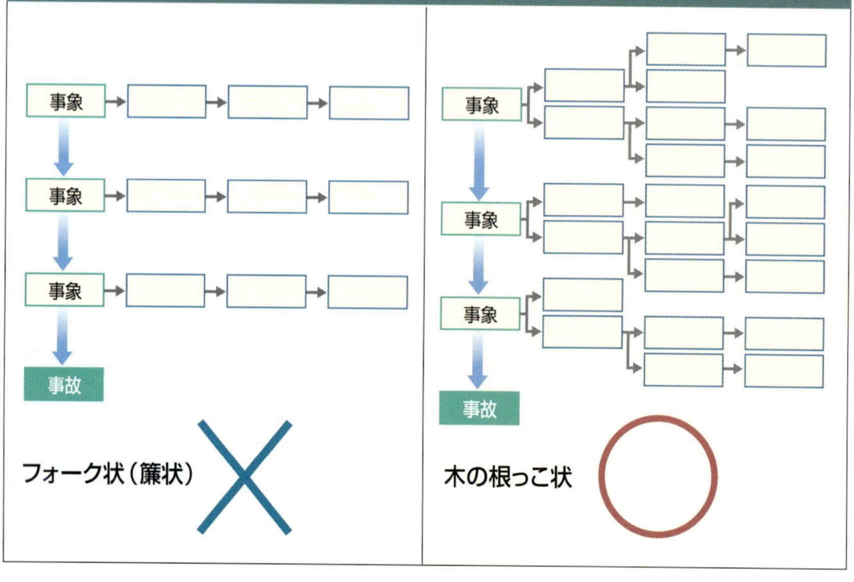

図5 広げるためのコツ（1）

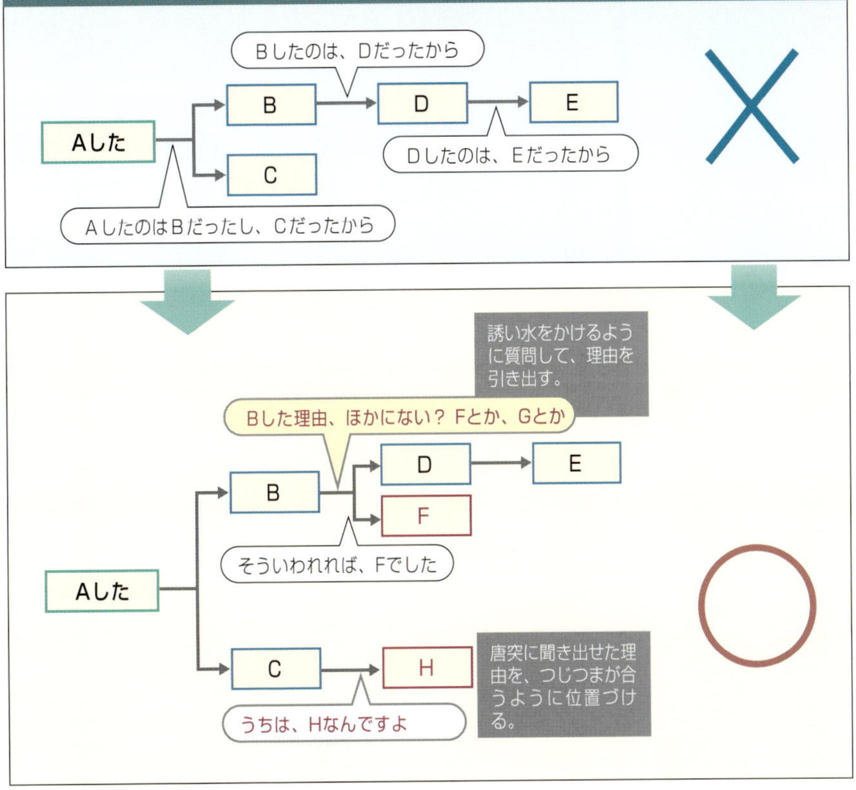

それぞれの理由（背景要因）を探りたいのですが、両方1度にできませんので、Bに絞って探っていきます。すると、“D”という返事があり、さらにDの理由（背景要因）は“E”だったという返事がきます。そうこうしているうちに、Cの理由（背景要因）を聞き忘れてインタビュー終了というのがよくあるパターンです。

このインタビューで得られたことを図にすると、**図5**上のように、A→B→D→Eという長い“流れ”と、A→Cという短い“流れ”ができ、全体として“フォーク状（簾状）”になってしまいます。

ところで、Bの理由（背景要因）は、本当にDだけだったのでしょうか？ インタビューを受けた人が、その時、Dを思い出しただけかもしれません。

そこで、「Bの理由（背景要因）はほかにない？ 例えば、Fとか、Gとか」というように、答えを引き出すのです。そして、当てはまるものがあれば、インタビューを受けた人は「そういえば、Fでした」とか、あるいはまったく別の理由（背景要因）を答えてくれるでしょう。それをつなげれば、Bの右に、2つ目、3つ目の背景要因がつながります（**図5**下では、2つ目としてF）。

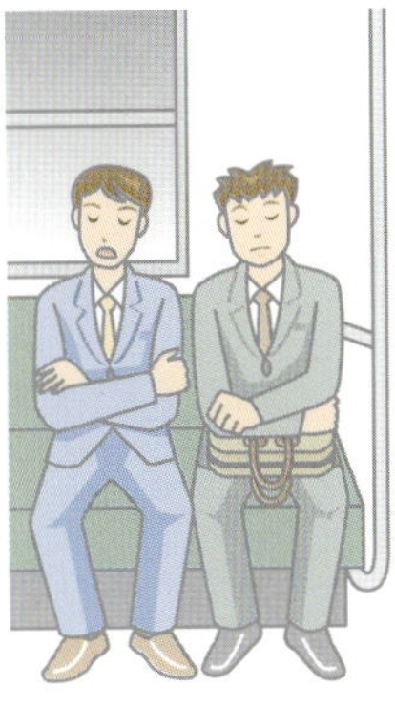

このような説明をすると、「じゃあ、FとかGとかに相当する内容として、どんなものを聞けばいいですか？」と質問されるかもしれません。でも、ちょっと待ってください。みなさんの職場で起きた事故・インシデントの分析ですよね。そうで

あるならば、ある程度、想像できませんか？　インタビューする人の経験で、“こんなことは関係ないかな”と思うことを聞いてみればいいのです。インタビューする人が、理由（背景要因）を“当てる”必要はありません。理由（背景要因）を知っているのは、インタビューを受ける人です。その人から聞き出してください。

それから、インタビューの途中で突然、「うちの病棟は…」と、理由（背景要因）となることを聞き出せることがあります。聞き捨てならない“問題”であればあるほど、それを原因関連図のどこかに位置づける必要があります。位置づけられるかどうかは、これはまさに分析者の腕ひとつです。**図5**下の場合、Hという理由が突然聞き出せたので、そのHをつじつまの合う範囲で、Cの右につなげます。そうすれば、背景要因の1つとして、事故・インシデントとの関係を明確にできます。

このように、原因関連図を行きつ戻りつしながら背景要因を探り、フォーク状（簾状）になりがちな原因関連図を木の根っこ状にしていくのです。こうすることで、より多くの背景要因を見つけることができ、幅広い対策の検討につながっていきます。

その3　1つの箱の中は、1つの背景要因

上記の要領でうまく理由（背景要因）を聞き出せたとしても、原因関連図にうまく表現できないと、インタビューの苦労も水の泡です。作図で陥りやすい落とし穴をご説明します。

1つ目は、**図6**上の“BだったのでAした”というように、理由（B）と結果

図6 広げるためのコツ（2）

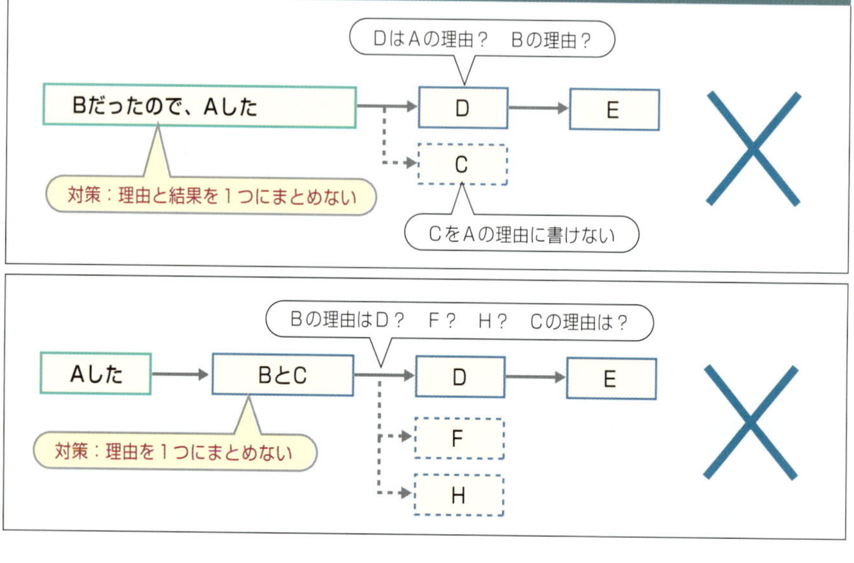

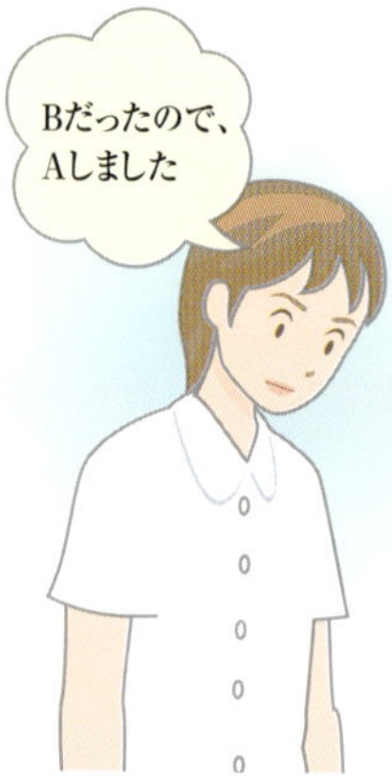

（A）を1つにまとめて書き込んでしまう場合です。“Bだったので Aした”理由を記述しようとすると、Bの理由であるDになってしまい、Aのもう1つの理由であるCを記述できなくなります。ですから、**図5**下のように結果であるAと理由であるBを別々に書く必要があります。

2つ目は、**図6**下のように、Aの理由として“BとC”というように2つの理由を1つにまとめて書いてしまう場合です。**図5**下の原因関連図でいうBであった理由（DとF）と、Cであった理由（H）はそれぞれ別のものですので、“BとC”の理由を記述する時に、どちらの理由を記述するのか、両方記述するのか、ハッキリしなくなり、その結果、せっかく聞き出した理由の記述漏れが生じる可能性があります。ですから、**図5**下のように、BとCのように分割できるものは、分割して並列に記述する必要があります。

つまり、1つ目の例の場合も、2つ目の例の場合も、共通していえることは、“原因関連図の「箱」には、多くのことを書かないで、1つのことだけを書く”ということです。

その4　いいことも、悪いことも背景要因

事故・インシデントの背景要因の分析というと、ついつい悪い背景要因だけを見つけて、原因関連図に書き出そうとします。分析の目的からして、悪い背景要因を見つけることは不可欠です。しかし、背景要因そのものとしては悪くなくても、事故・インシデントを起こした1つの“理由”になるものもあります。

例えば、親切心です。決して悪いことではありませんが、「忙しそうにしているから、ちょっと気を利かせたつもりだったのに…」「ご家族がいないから、だれかが来られるまでは何とか…」といった善意が、結果的に望ましくない結果を生むことがあります。

このように悪いことではなくても、事故・インシデントの発生に影響した背景要因は、原因関連図に記述したほうがいいでしょう。“親切心はなくせないから、どのように対策や計画を立てるべきか”ということを考えるきっかけになります。

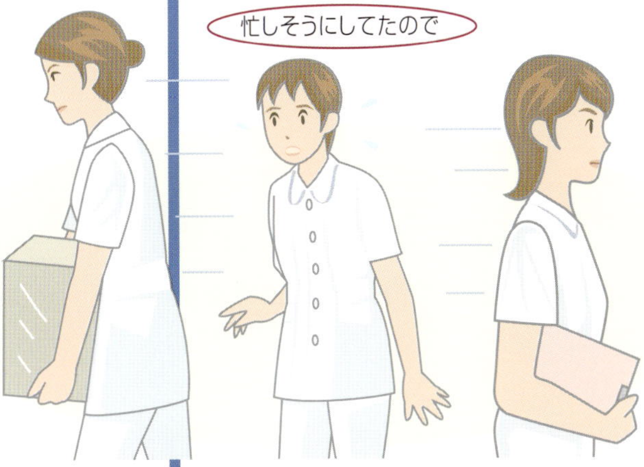

また、過去の事例を使った院内研修などを行う時には、このような悪くないことも事故・インシデントを引き起こす可能性があるということを伝えるために役立つでしょう。

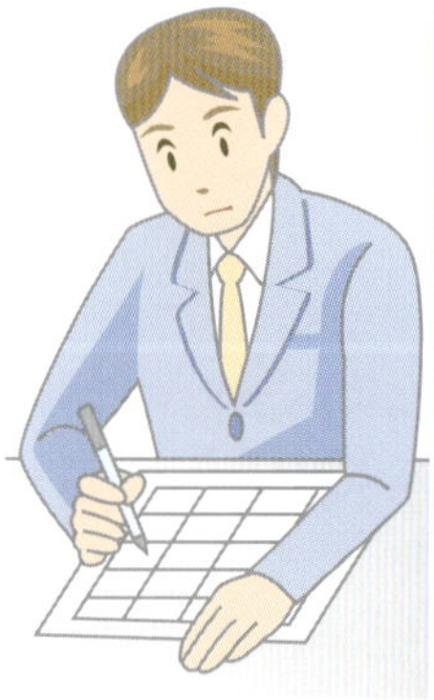

●“面倒な”原因関連図を作るにはワケがある

このような“面倒な”原因関連図を作る大きな理由は、2つあります。

1つ目は、背景要因の“背景”を聞いていないところがすぐにわかるからです。右に何も書かれていない背景要因があれば、その要因の“背景”が明らかにできていないことになります（もちろん、背景要因によっては、その背景が何もないこともあります）。例えば、図3の点線で囲んだところにある「加藤君が初め、座れなかった」ことに対する背景要因が明らかになっていません。終電だったために混んでいたのか、忘年会シーズンで電車が混んでいたのか、発車直前に電車に飛び乗ったので空席がなかったのかなど、それなりの理由があると思います（この例の場合は、どうでもいいですが）。このように原因関連図を作ることで、背景要因の漏れを見出すことができます。

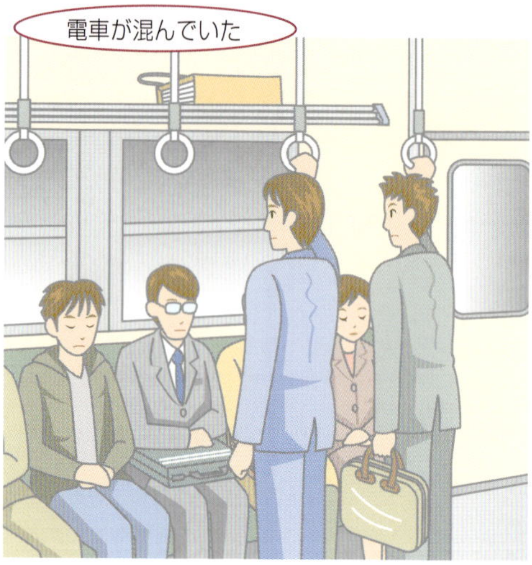

2つ目は、背景要因と事故・インシデントとの関係を具体的に示すことで、背景要因に対する対策の必要性を明確にできるからです。“なぜ”を繰り返して、いろいろな背景要因を見出していくと、それらの背景要因は、事故・インシデントの当事者からどんどん離れていきます。

例えば、看護基準の問題や、OJTなどの教育の問題、人員配置の問題などです。こうなると、「…がミスしただけで、なんで、我々にも対策が求められるのか!」と感じてしまう人もいるでしょう。

前述したように、“この事故・インシデント”の再発防止と、他の事故・インシデントの未然防止が目的であることから、自分たちの職場を改善してより安全を高めようとする気になってもらわなければなりません。そのための方法の1つが、事故・インシデントと背景要因、そして対策との関係を明確にすることなのです。

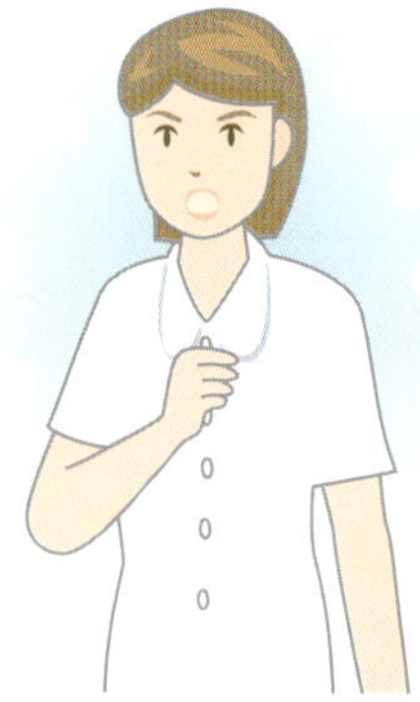

●背景要因は、どこまでいってもきりがない!?

図7に、人間の振る舞いに影響する背景要因の概念を示します。人間の振る舞いには、当事者個人の知識や経験、疲労の程度などの個人的要因が影響します。

次に、その人が働く職場における教育・OJT、業務管理、マニュアル、物理的環境などの作業環境的要因があります。

そして、その職場が属する組織の経営方針や習慣などの組織的要因があります。さらに、その組織が属する業界での暗黙の慣習や社会からの評価などの社会的要因、最後にその社会が基盤をおいている日本文化（日本の場合）がいちばんの根底にあるといえるでしょう（もちろん、別の切り口で説明することも可能です。SHELモデルがその1例です）。

それぞれの要因が直接、事故・インシデントの当事者に影響することもあれば、下位層の要因が上位層の要因に影響している場合もあります。このように奥深い背景要因のどこまでを、分析で明らかにしていくかは悩ましいところです。分析対象としている事故・インシデントの重大性や発生頻度、分析にかけられる時間や人手などを考慮することも必要ですし、重大な事故・インシデントであっても、結果的に個人的要因しか見出せないこともあります。あるいは、昔のことで背景要因を深堀りできないこともあります。

したがって、ここまで分析すればいいという目安を設けることはできません。背景要因を見出せるところまで、見出してくださいとしかいえないのです。

図7 深くて広い背景要因

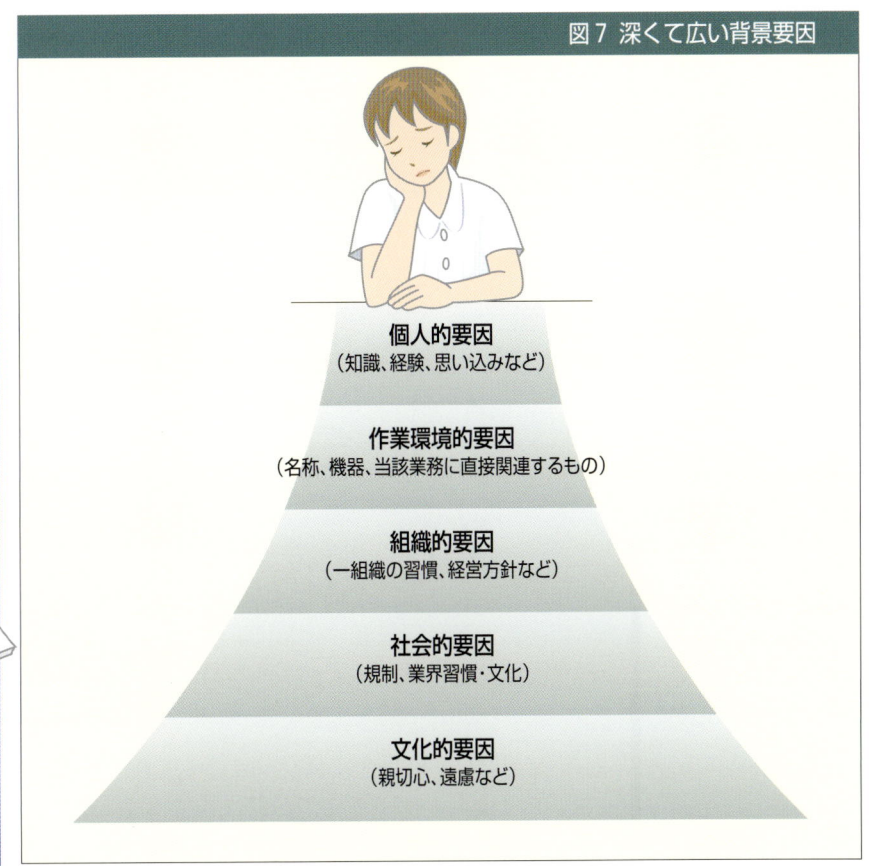

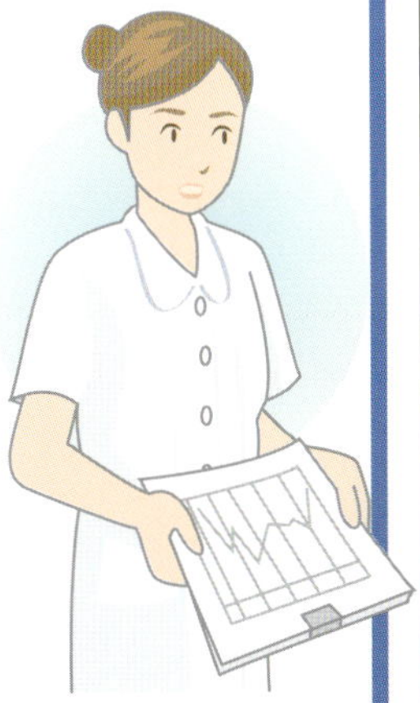

STEP.4 問題点の整理と対策

問題点に対する、対策を立てよう

●まずは背景要因を大きくまとめ、問題点を整理

図3のような原因関連図ができました。「さて、次は対策!」と張り切っていると思いますが、ちょっとその前に、いろいろ出てきた背景要因を整理しておきましょう。

原因関連図全体を眺めてみてください。改善を要する背景要因があちらこちらに現れているはずです。似たような背景要因が点在していたり、関連性のある背景要因がまとまっていたりしていると思います。そこで、これらを大くくりにまとめて、改善を要する問題点（あるいは、事故・インシデントの主な原因といってもいいかもしれません）を整理しておきましょう。

例えば、マニュアルの不備、机上教育制度の不備、OJTの不備、連絡体制の不備、装置の使いにくさ、薬剤管理の不備などです。ただし、大くくりにすると、具体的な内容が読み取りにくくなりますので、表現の仕方には一工夫が必要です。

また、問題点の中には、一医療施設として対策を立てられないようなものもあるでしょう。しかし、問題点は問題点です。しっかりと認識しておく必要がありますから、そのようなものも整理しておきましょう。

●いよいよ対策立案、さらに対策を吟味

さて、問題点がピックアップされましたから、いよいよ対策の立案です。それぞれの問題点に対して、

① **機器の改善**（機器改良、自動化など）
② **作業環境の改善**（ラベルやマーキングの添付など）
③ **作業管理方法の改善**（看護基準の見直し、人員の再配置など）
④ **教育や周知**（教育制度や周知方法の見直しとそれに基づく実施など）

といったアプローチからの対策を考えることになります。

ただし、個人に頼る対策は、その効果が長続きしません。指差し確認という対策を採用しながらも、確認不足でミスすることがあります。ダブルチェックしても、

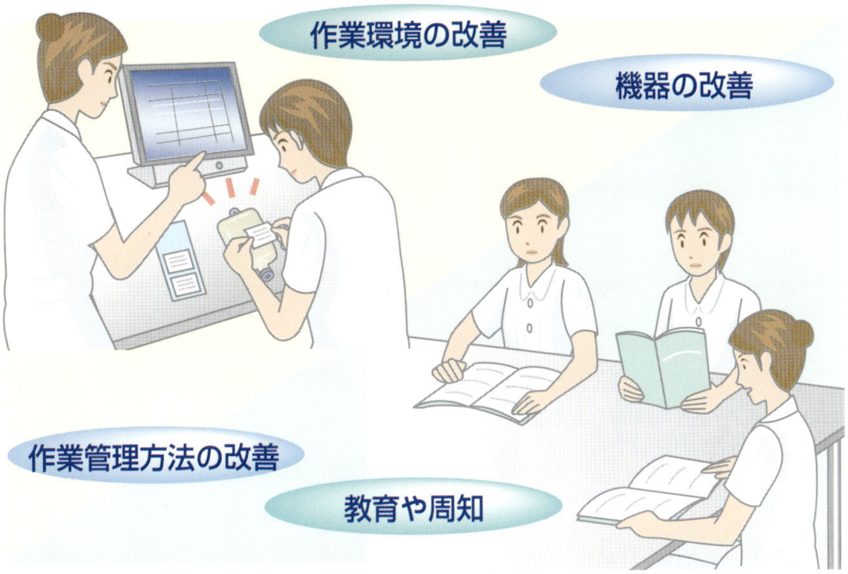

間違うことがあります。これらの対策はもちろん必要ですが、それだけに頼らず、作業管理方法や作業環境を改善する対策、できることなら機器・装置の改良といった対策のほうが、効果は持続します（もちろん、問題点の性質によっては、機器・装置の改良ができない場合もあります）。

また、考えついた対策を費用や効果などといった点から評価することも必要です。効果：大中小、費用：大中小と、そんな大雑把な評価で構いません。対策実行のための限られた資源（資金、人手）を有効に活用するためにも、採用すべき対策、見合わせる対策を見極めてください。

POINT

分析結果をわかりやすく報告するには

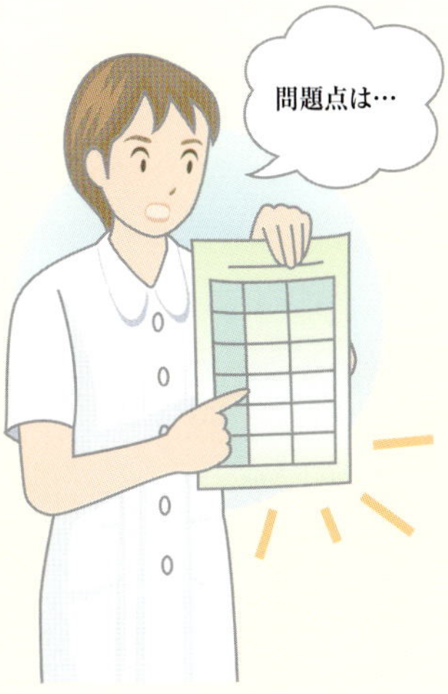

- 事故・インシデントを未然に防ぐ、再発防止という目的を達成するには、分析結果を報告し、対策の必要性を訴え、実行に移さなければなりません。
- 報告の際、「分析で明らかになった背景要因は、原因関連図の通りです。じっくりご覧ください」と言ってすませるわけにはいきません。
  事故・インシデントの内容にもよりますが、原因関連図はいい分析ができればできるほど、大きくなります。つまり、よいことも悪いことも含めて、多くの背景要因が現れてきます。それをその場で「見て理解してください」といっても無理。やはり、効率的・効果的に報告する必要があります。
- わかりやすく報告するには、細かく分析して明らかにした背景要因を問題点として整理し、その問題点に対する対策を示していくとよいでしょう。細かな原因関連図は、報告のためのバックデータ、あるいは添付資料とするのが現実的な方法です。

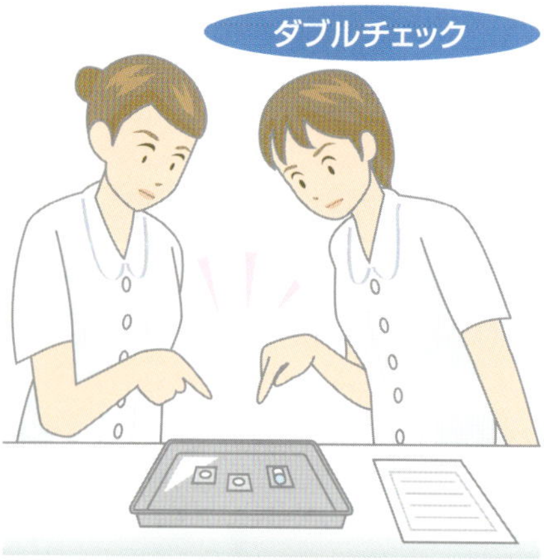

さて、「対策もできたし、分析完了!」とこのあたりで一安心でしょうか?

ここで、もう1度原因関連図に戻ってください。今まで考えてきた対策は、背景要因をまとめた問題点に対する対策でした。わざわざ、まとめてしまったのは、“1つ1つの背景要因を解決するための対策”として考えようとすると、対策が考えにくいからです。ましてや、たくさんの背景要因が現れていると、なおさら大変です。

そこで、背景要因を大くくりにまとめた問題点に対して考えた対策で、分析対象である事故・インシデントの背景要因のすべてを解決できているかを確認しましょう。解決できているかとは、その対策によって、背景要因そのものを取り除いているか(2度とその背景要因が現れない)、もしくは、背景要因の悪影響を封じ込めているか(取り除けないので、その影響を小さくできているか)ということです。

もし、解決できていない背景要因があれば、それに対して対策を考える(対策を改良する、対策を追加する)必要があります。これを繰り返して、なるべく多くの背景要因に対して対策を考えていってください。

POINT

背景要因の分析には、“新鮮な視点”が必要

● 事故・インシデントの背景要因の分析は、軽微なものであれば病棟メンバーで、重大なものであれば医療安全管理者などを含めた施設全体で行うと思います。
しかし、そのような身内の人たち(悪い意味ではありません)は、同じ環境で仕事をしているため、同じような考えを持っていることが多いもの。他人が見れば誤っていることでも、自分たちは正しい、当たり前だと思い込んでいることがあります。

● このような状態では、新しい対策に通じるような背景要因の分析は、なかなかできません。これを打破するには、違った見方をしてくれる人の力を借りる必要があります。

● 分析対象としている事故・インシデントの内容にもよりますが、隣の病棟から来てもらう、他の病院から来てもらう、あるいは医療とはまったく関係のない分野の人に来てもらうなどの工夫が必要です。

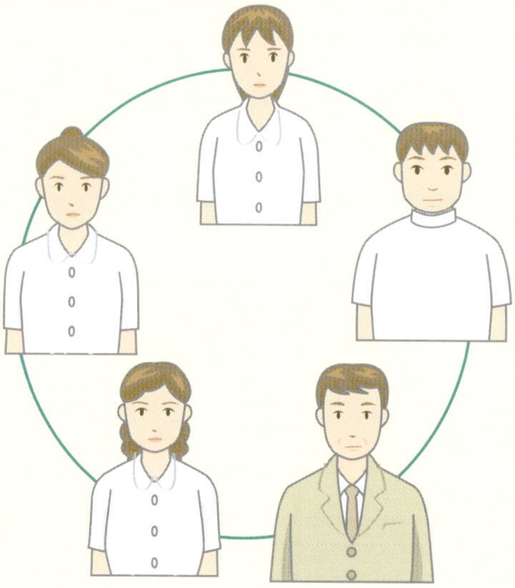

CONCLUSION

おわりに

ミスや苦い経験から、多くを学ぶために

事故・インシデントの背景要因の分析方法と分析のコツについて、一通りご説明しました。「うちの病院で使っている○○手法によく似ている」と思われた方もいると思います。そのような方たちは、前述した分析の“コツ”を利用してより幅広く、より深く、背景要因を探っていってください。本書で説明した方法に切り替える必要など、まったくありません。

一方、「うちの病院の方法とはまったく違うから、ちょっと…」という方もいると思います。おそらく、そのような方々は、「この事故・インシデントのソフトウェアに関する問題は……うーん、あっ！　これだ！」というように、問題を見つけているのではないでしょうか？

それは、もうすでに、目立つ“問題”にだけ目を奪われてしまっています。目立たない“問題”までも見つける方法が、本書で説明した方法です。ぜひ、試してみてください。今まで気づかなかった“問題”を見つけられるかもしれません（もちろん、“問題”があればの話ですが）。

事故・インシデントの再発防止、未然防止のための分析です。苦い経験を生かし、そこから多くのことを学び取り、より安全な医療を実現するために、事故・インシデントの背景要因を可能な限り詳細に分析して、対策を考えていってください。

参考文献

1）Kohn LT, et al, To Err is Human : Building a Safer Health System, Committee on Quality of Health Care in America, Institute of Medicine (Eds.) : The National Academies Press, 2000.

2）Leplat J, et al, Analysis of Human Errors in Industrial Incidents and Accidents for Improvement of Work Safety, in Rasmusse, J, et al. (edit) “New Technology and Human errors”, jorn Willey and Sons Ltd,1987.

3）テプコシステムズ, ヒューマンエラー事例分析ガイド～事例検討思考手順H^2-SAFERの考え方とヒント.

4）Hollnagel E, Cognitive Reliability and Error Analysis Method；CREAM, Elsevier, 1998.

5）飯田修平, ほか, RCAの基礎知識と活用事例. 日本規格協会, 2006.

6）Takano K, et al, Systems for Analyzing and evaluating Human Related Nuclear Power Plant Incidents, Journal of Nuclear Science and Technology, vol.31(9), pp.894-913, 1994.

7）Reason J, Managing the Risks of the Organizational Accidents, Ashgate, 1997（組織事故, 日科技連,1999）.

輸液ボトルと穿刺部位の落差

点滴が早く終了してしまった!

A看護師は、点滴静脈注射中の患者の輸液ボトルをベッドサイドで交換。その後、廊下を歩行中の患者を見て、滴下速度が遅くなっていることに気づき、その場で滴下速度を速めた。
A看護師が2時間後にベッドサイドに行くと、予定より早く点滴が終了し、逆流した血液が凝固してルートが閉塞していることに気づいた!

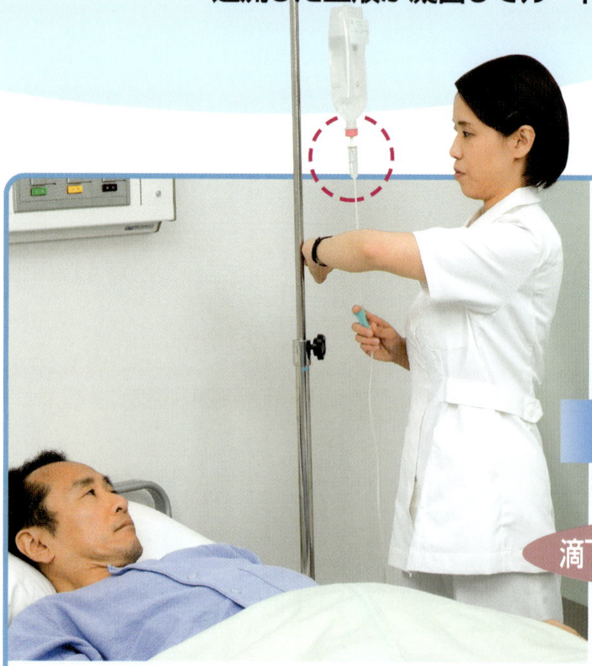

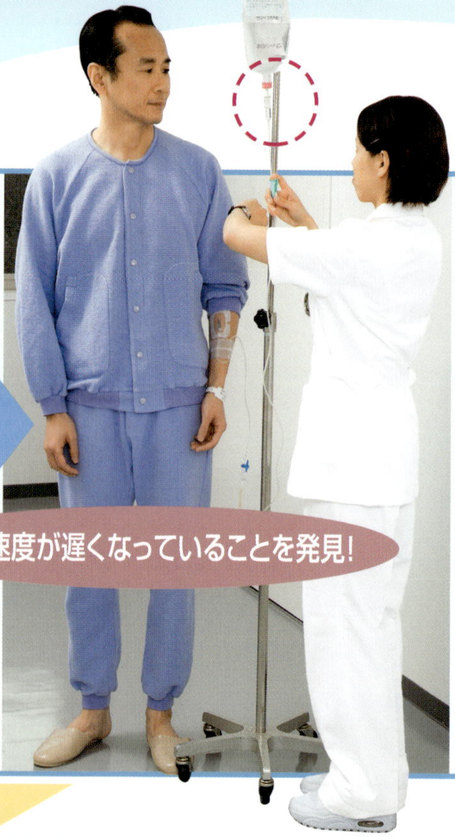

Ns A
- ベッドサイドで輸液ボトルを交換し、滴下調整を行った。
- 患者が廊下を歩行中、滴下速度を速めた。

2時間後

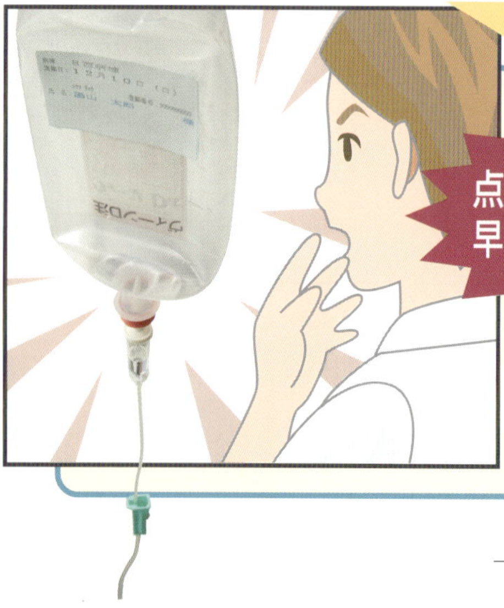

点滴が予定より早く終了していた!!

血液凝固・ルート閉塞!!

なぜ、ミスが起きたか?!

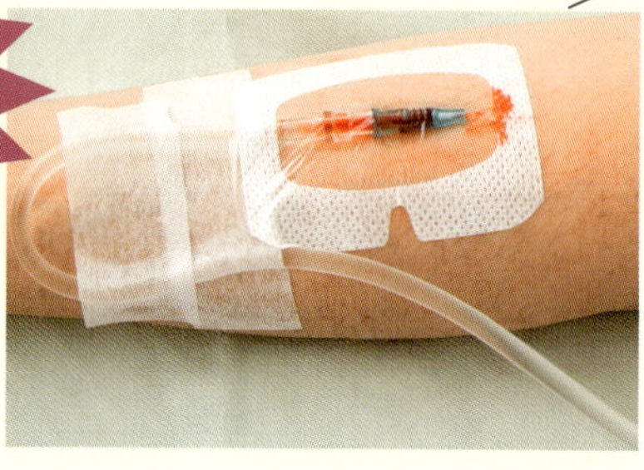

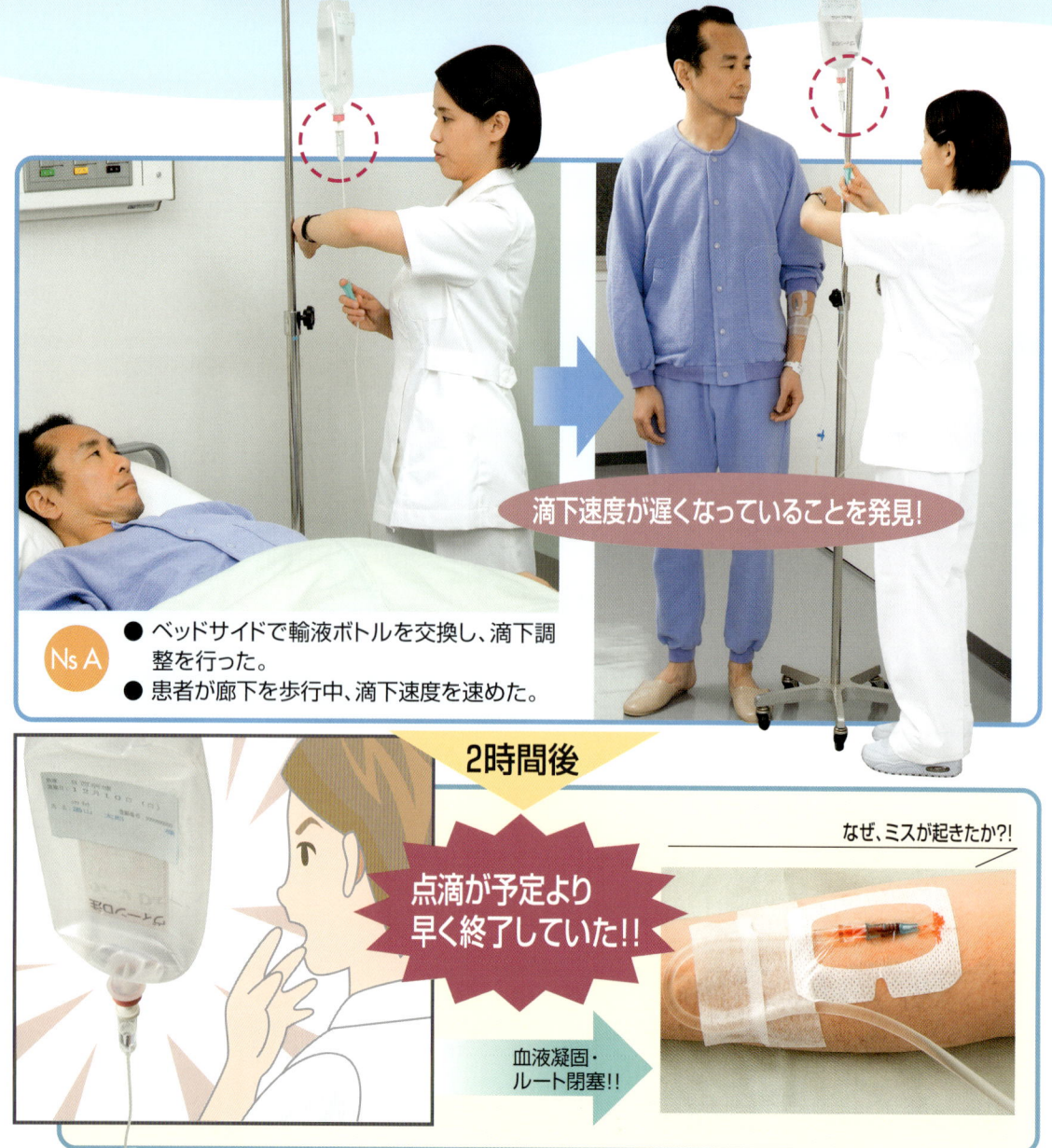

事象の連鎖

1. A看護師は、臥床中の患者の輸液ボトルを交換し、滴下調整を行った。
2. A看護師は、廊下歩行中の患者の点滴滴下速度が遅くなっているのに気づいた。
3. 輸液ボトルの残量が予定より多かったため、A看護師は患者が立ったままで滴下速度を速めた。
4. 患者は再び、臥床した。訪室したA看護師は、点滴が予定より早く終了しているのを発見した。
5. 逆流した血液が凝固し、輸液ルートが閉塞したため、再度、留置針を刺入しなおした。

背景要因

- 引継ぎまでに、所定の残量にしておきたかった。
- 体位の変化により、滴下数に変化が生じることを意識していなかった。
  - 教わっていたが、思い出せなかった。→ 動揺していた。
    - 予想以上に輸液が余っていた。
    - 滴下速度の設定ミスだと思った。
  - ほかの業務で精一杯だった。

POINT

体位の変化で滴下速度が変わるので注意!

対策

1. 輸液ボトルと穿刺部位の落差の変化により、滴下速度に変化が生じるので、定期的に滴下状態を確認する。
2. 患者に、体位により滴下速度に変化があることを説明し、協力を求める。
3. 時間通りに滴下させなければならない重要な薬剤は、自動輸液ポンプなどを使用することが望ましい。

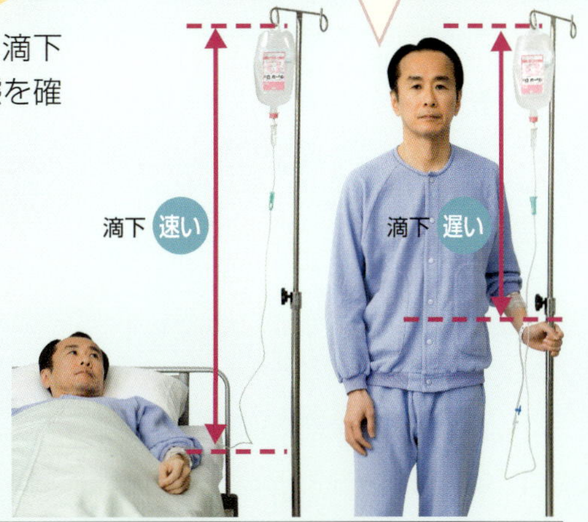

注意!

使用する輸液セットにより、1mLあたりの滴下数が異なるので注意する。
急速に注入すると過剰輸液により心負荷が増大し、右心・左心不全を起こして生命の危機に陥る。輸液による合併症（ショック・感染・静脈炎）の危険を防止し、ショックなどの副作用を早期に発見するため、滴下数は右のように調節する。

1mL=15滴の場合

$$1分間の滴下数 \fallingdotseq \frac{1\text{mL}の滴下数(15滴)\times 指示総量(\text{mL})}{指示時間(時間)\times 60(分)}$$

1mL=60滴の場合

$$1分間の滴下数 \fallingdotseq \frac{1\text{mL}の滴下数(60滴)\times 指示総量(\text{mL})}{指示時間(時間)\times 60(分)}$$

その点滴はだれのもの?

2つの輸液ボトルを取り違えた!

A看護師は、患者Bさん、患者Cさんの輸液ボトルを
同じワゴンの上に準備した。
夜間であったため、名前を確認せず、Bさんの輸液ボトルを交換した。
その後、処置室にBさんの輸液ボトルと注射処方箋が残っているのに
気づいた! A看護師は、すぐにBさんの点滴静脈注射を中止し、
バイタルサインを測定。
異常がないことを確認し、医師に報告した。

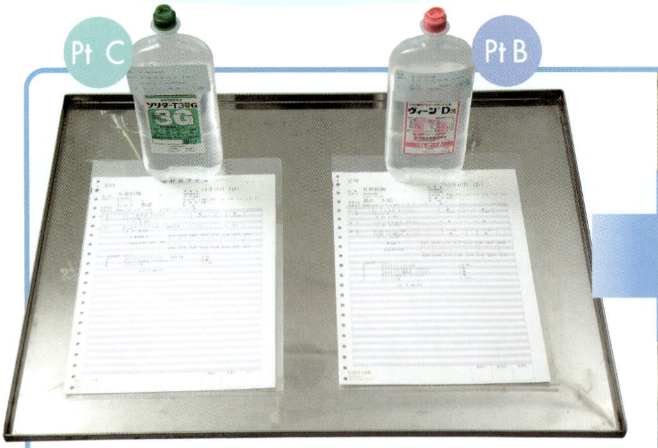

Ns A
- 同じワゴン上に、患者B・患者Cの輸液ボトルを用意した。
- 患者Bの輸液ボトルを交換した。

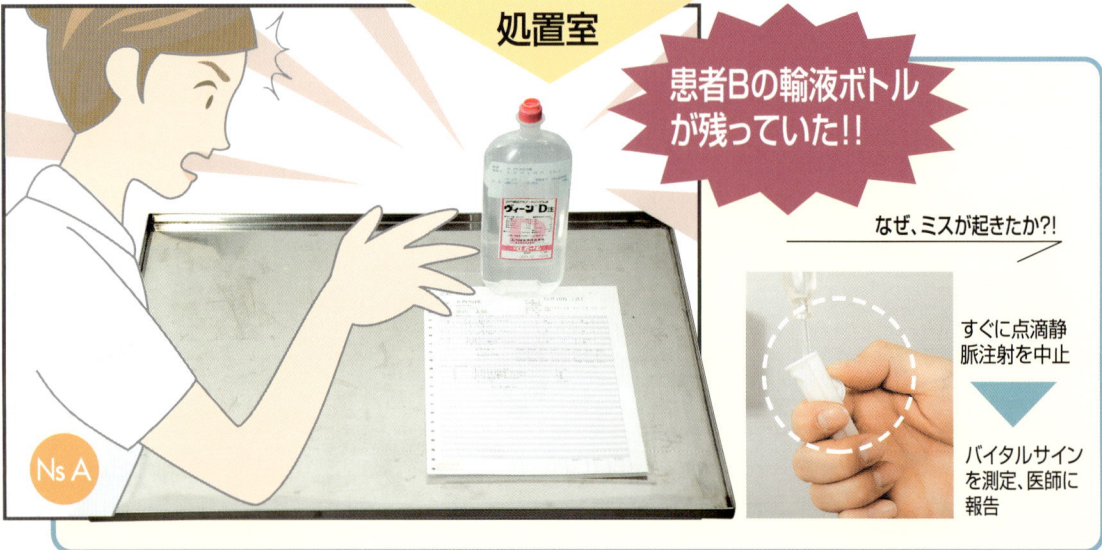

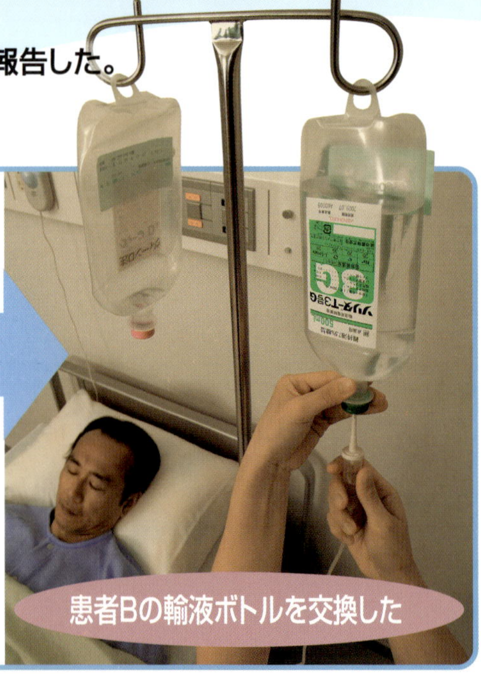

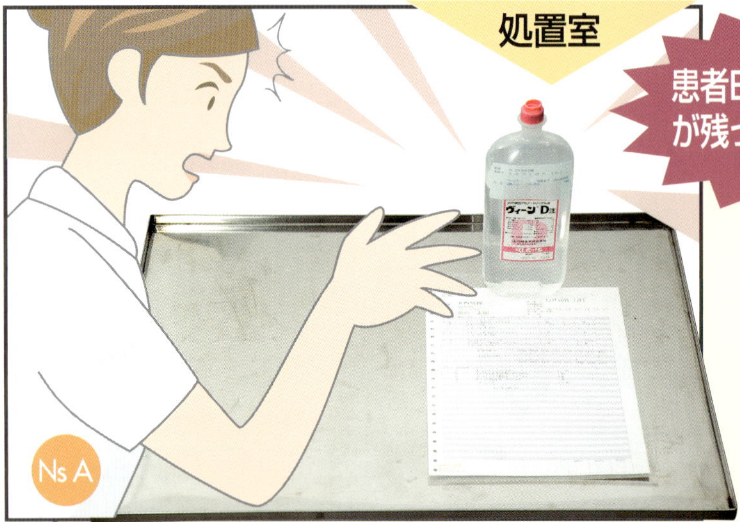
処置室
患者Bの輸液ボトルが残っていた!!
Ns A

なぜ、ミスが起きたか?!

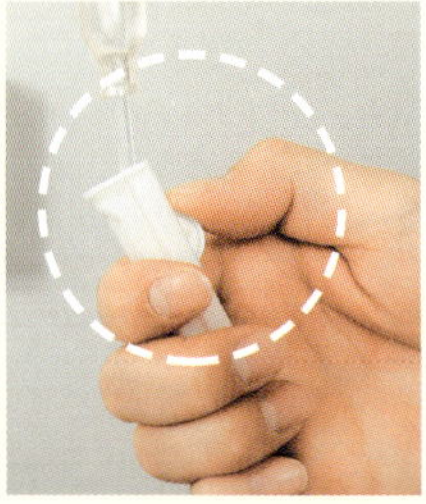

すぐに点滴静脈注射を中止

▼

バイタルサインを測定、医師に報告

事象の連鎖

1 A看護師は、患者Bと患者Cの輸液ボトルを同じワゴン上に準備した。

2 患者Bの点滴静脈注射が終了したため、A看護師は処置室に輸液ボトルを取りに戻った。

3 A看護師は、輸液ボトルと注射処方箋を持ってベッドサイドに行き、患者Bの輸液ボトルを交換した。夜間であったため、名前の確認をしなかった。

4 A看護師は処置室に戻り、患者Bの輸液ボトルが残っていることを発見した。

5 A看護師は患者Bの点滴静脈注射を中止し、バイタルサインに異常がないことを確認し、医師に報告した。

背景要因

- （1より）習慣として、受け持ち患者の輸液ボトルを1台のワゴン上に準備することが多かった。
- （2・3より）あわてていた。
  - → 点滴静脈注射が終了しており、ルートが閉塞してしまうと思った。
- （2・3より）名前を名乗ってもらわなかった。
  - → 患者は睡眠中であった。
- （2・3より）注射処方箋とベッドネームの確認をしなかった。
  - → 患者が自ら名乗ることができる、ベッドネームを目視確認できる状況だけを想定した手順だった。
  - → 患者の睡眠を妨げないため、ライトをつけなかった。

POINT

対策

1 1台のワゴンに複数の患者の輸液ボトルを置かない。置く場合は、「1患者1トレー」を原則にして準備する。

2 注射処方箋は、必ずベッドサイドに持参する。患者に氏名を名乗ってもらい、注射処方箋と輸液ボトルを照合する。

3 患者が名乗れない場合や睡眠中の場合は、ネームバンドと照合したり、患者以外の人とダブルチェックを行うことが望ましい。

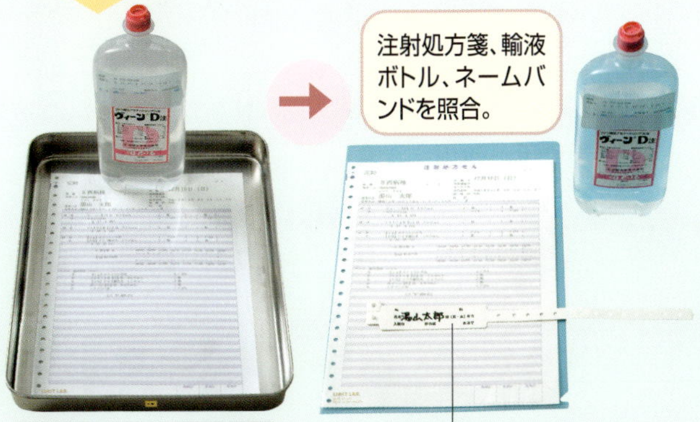
注射処方箋、輸液ボトル、ネームバンドを照合。

1患者1トレーが原則!

ネームバンド（患者が装着）

注意！ ベッドに寝ている患者が、ベッドネームの患者とは限らないことがある。
必ず、本人に名乗ってもらうか、ネームバンドを確認する。

抗癌薬は小さな変化を見逃さず

抗癌薬が、血管外に漏出した！

ファルモルビシン注® （抗癌薬）の点滴静脈注射中、
患者が刺入部付近に軽度の痛みを訴えた。
刺入部を観察すると腫脹はほとんど見られず、
血液の逆流が少し見られたので、様子をみることにした。
その後、刺入部の痛みが増強。点滴を止め、医師に報告した。
手順に沿って対処したが、2日後、刺入部に壊死を起こした…。

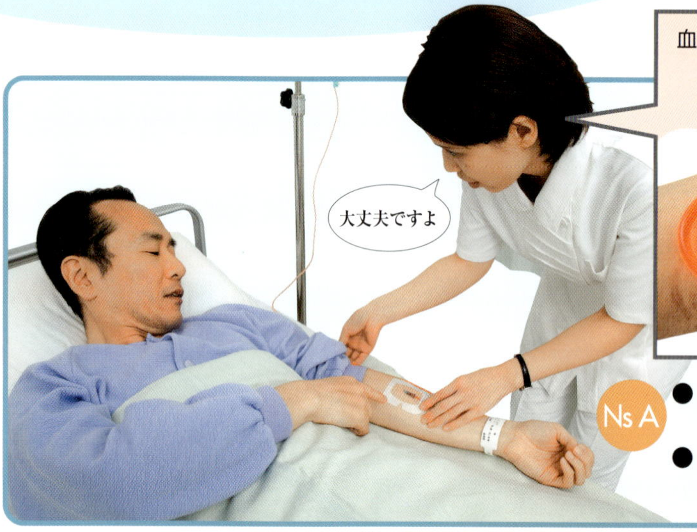
大丈夫ですよ

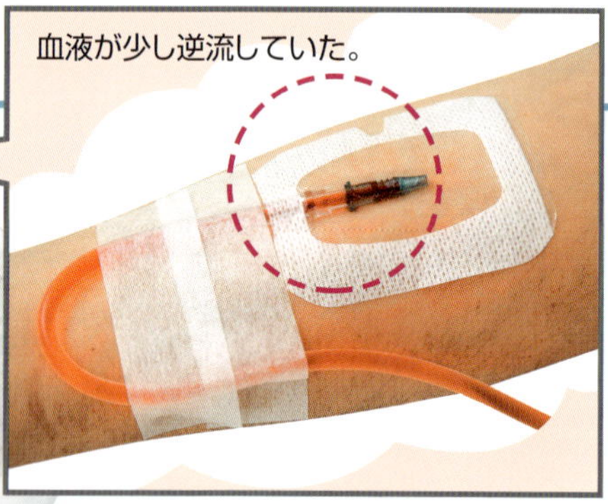
血液が少し逆流していた。

Ns A
- 患者が刺入部付近に軽度の痛みを訴えたが、そのまま様子をみた。
- 血液逆流があるため、血管内に入っていると思った。

経過観察

抗癌薬が、血管外に漏出していた！

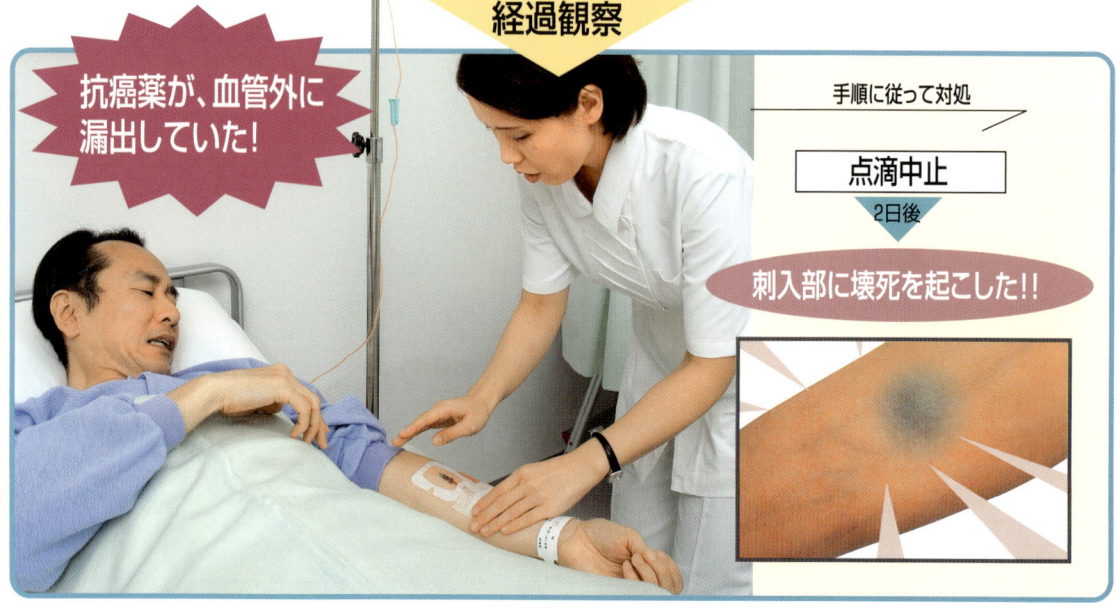

手順に従って対処

点滴中止

2日後

刺入部に壊死を起こした!!

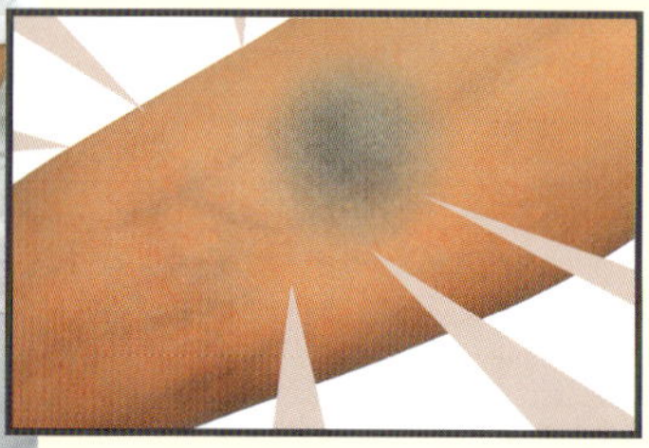

事象の連鎖

1. 抗癌薬の点滴静脈注射中に、患者が刺入部に軽度の痛みを訴えた。

2. A看護師は、血液の逆流が少しあるため、留置針が血管内に刺入されていると思った。
刺入部の腫脹がないため、そのまま様子をみた。

3. 痛みが増強したため、点滴静脈注射を中止し、医師を呼んだ。

4. 手順に沿って対処したが、2日後に刺入部に壊死を起こした。

背景要因

- 漏出の判断基準が、マニュアルになかった。
- 漏出程度の判断が難しい。
- 強い痛みの訴えではなかった。
- 壊死性抗癌薬に対して、知識が不十分だった。
  - 配布されたマニュアルを読んでいなかった。
  - マニュアルを配布しただけで、フォローを行わないなど教育体制が不十分だった。
- 壊死性抗癌薬の副作用を経験したことがなかった。

POINT

対策

1. 漏出の判断基準を作成し、マニュアルに掲載する。
2. 抗癌薬の血管外漏出の影響について、十分な知識を持つ。
3. 刺入部の観察を十分に行う。
4. 刺入部が確認できるよう、透明なフィルムドレッシング材を用いる。
5. 抗癌薬の細胞毒性と漏出時の処置について、十分に教育する。

抗癌薬の細胞毒性と漏出時の処置について

抗癌薬は細胞毒性を示すものが多いため、投与する際は血管外に漏らさないよう、細心の注意を要する。
万一、漏出した場合や漏出の懸念がある場合は、直ちに医師に報告する。
血管外漏出時の対策には、次のようなものがある。

- 直ちに投与を中止し、できるだけすばやく薬液を吸引する。
- ステロイドの局所注射および外用処置による障害の予防。
- 抗癌薬によっては解毒中和薬の投与も有効（漏出直後）。
- 場合によっては、ステロイドの内服や抗生物質の併用。
- 壊死・潰瘍が進行する場合は、外科的治療も考慮。

（幸保文治:注射薬投与法の基本と工夫.メディカルトリビューン.2001,p64より）

注意！ 漏出による症状は、漏出直後だけでなく、数日後に現れることもある。

配合禁忌を知っていますか?

側管注で、ルート内が白濁した!

術後の患者に、点滴静脈注射を持続で行っていた。
痰の排出を促すため、輸液ルートの三方活栓から
ビソルボン®+生食100mLが滴下されていた。
尿量が少ないため、臨時でラシックス®1A(20mg)静脈注射(側管注)
の指示が出され、A看護師が、もう一方の三方活栓から実施した。
その後、B看護師が、ルート内が白濁していることに気づいた!

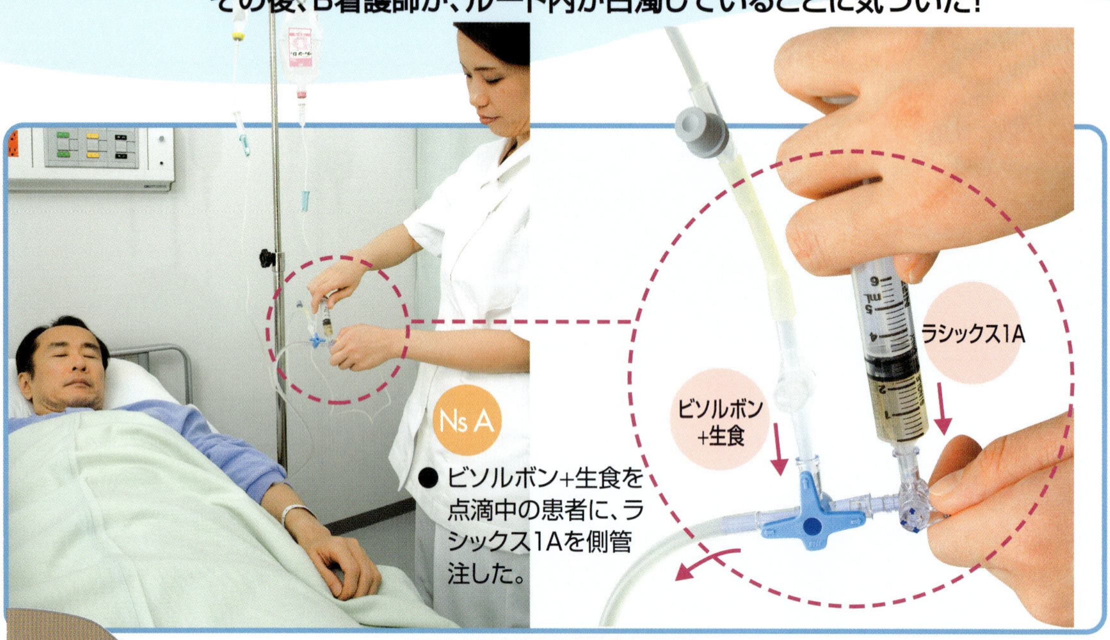
ラシックス1A
ビソルボン
+生食
Ns A

● ビソルボン+生食を点滴中の患者に、ラシックス1Aを側管注した。

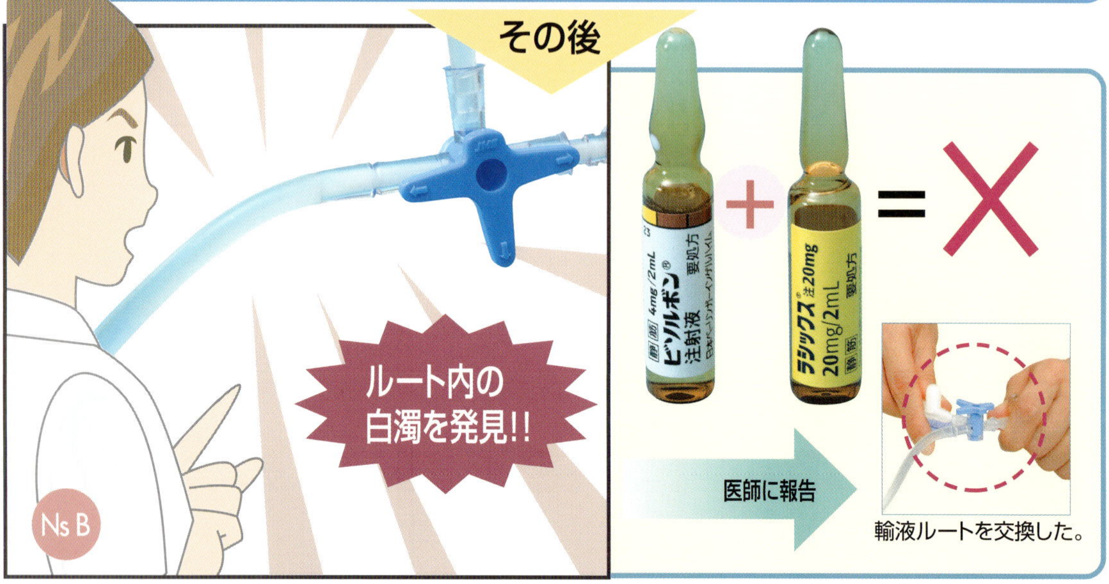
その後
ルート内の
白濁を発見!!
Ns B
ビソルボン® 注射液 4mg/2mL 要処方
ラシックス® 注20mg 20mg/2mL 要処方
医師に報告

輸液ルートを交換した。

事象の連鎖

1 持続点滴静脈注射中、側管からビソルボン＋生食100mLを滴下していた。

2 ラシックス1A投与の指示があり、受け持ちのA看護師がほかの三方活栓から側管注を実施した。

3 リーダーのB看護師が、ルート内が白濁していることに気づき、ルートを交換した。

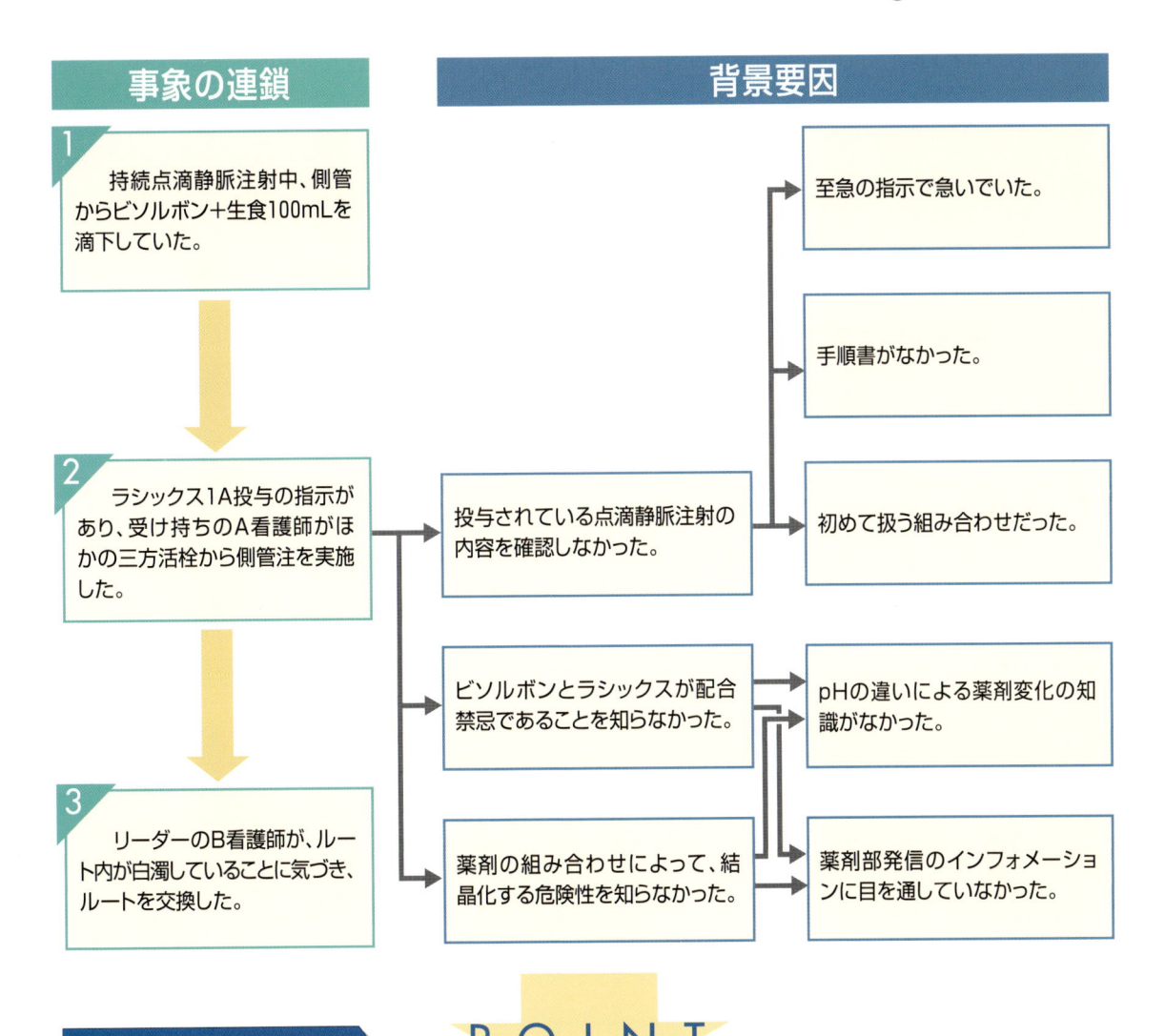

背景要因

- 投与されている点滴静脈注射の内容を確認しなかった。
  - 至急の指示で急いでいた。
  - 手順書がなかった。
  - 初めて扱う組み合わせだった。
- ビソルボンとラシックスが配合禁忌であることを知らなかった。
  - pHの違いによる薬剤変化の知識がなかった。
  - 薬剤部発信のインフォメーションに目を通していなかった。
- 薬剤の組み合わせによって、結晶化する危険性を知らなかった。
  - pHの違いによる薬剤変化の知識がなかった。
  - 薬剤部発信のインフォメーションに目を通していなかった。

対策 POINT

1. よく使う薬剤の配合禁忌を覚えておく。
2. よく使う薬剤の配合禁忌の一覧表を作成し、薬剤準備室に貼っておく。
3. 酸性･アルカリ性度の高い薬剤に対する知識を深める（表参照）。
4. 配合変化のある薬剤使用時は、前後に生食を流す。
5. 配合禁忌の薬剤の使用手順を作成する。

配合禁忌の薬剤

アルカリ性薬剤（pH）	配合	酸性薬剤（pH）
ネオフィリン®（pH8.0～10.0） ＊pH7以下で結晶析出	禁忌	イノバン®（pH3.0～5.0）
ラシックス®（pH8.6～9.6） ＊pH6.4以下で結晶析出	禁忌	プリンペラン®（pH2.5～4.5）
	禁忌	ビソルボン®（pH2.2～3.2）
ソルダクトン®（pH9～10） ＊pH8.7以下で結晶析出	禁忌	ヴィーンD®（pH4.0～6.5）
	禁忌	20％ブドウ糖（pH3.5～6.5）

ホリゾン®	混合不可	他の薬剤と混合または希釈して使用しないこと
フェノバール®	混合不可	
フサン®	混合不可	生食液

注意！ 注射薬を混合した時に色の変化、混濁、沈殿などが生じた場合は、注射を実施しない。

輸液ルートを指差し確認

接続部が外れ、血液が逆流した!

A看護師は3時間ごとの体位変換を行い、点滴静脈注射が滴下していることを確認後、ほかの患者の処置があるため退室した。
15分後、喀痰吸引のため再び訪室。
患者の寝衣が血液で汚染されているのを発見した。
輸液ルートを確認すると、三方活栓の接続部が外れ、血液が逆流していた!

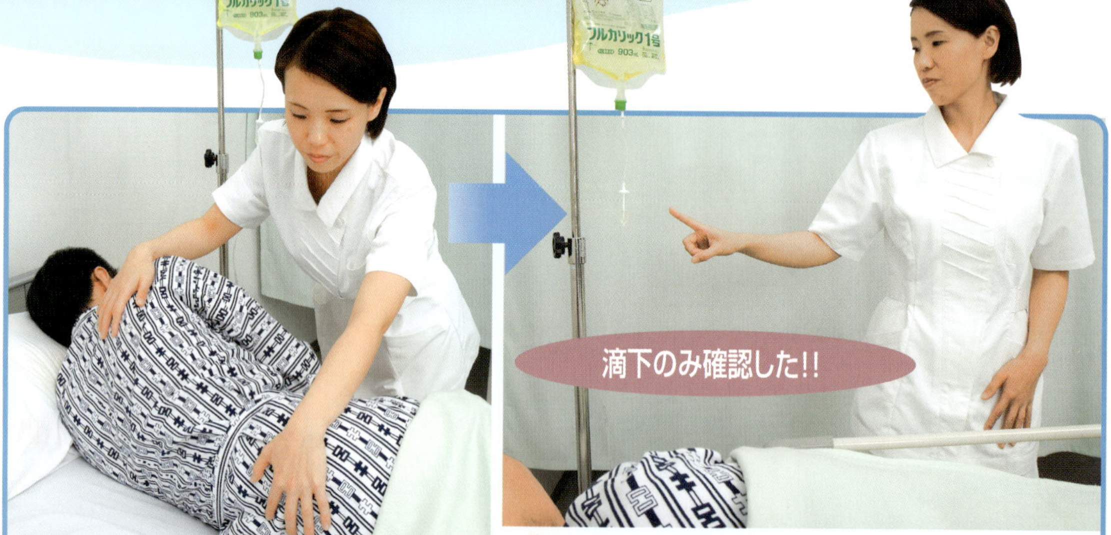
滴下のみ確認した!!

Ns A ● 体位変換を行い、輸液の滴下を確認して退室した。

15分後

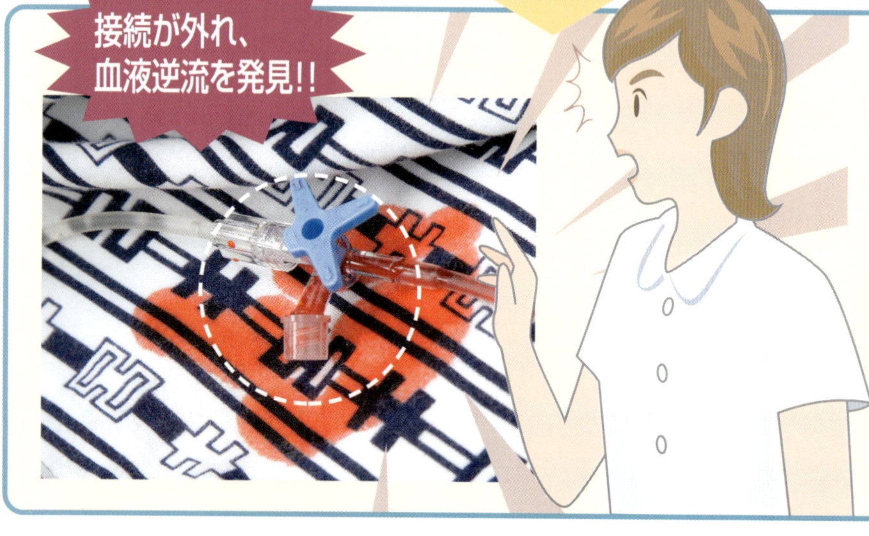
接続が外れ、
血液逆流を発見!!

なぜ、ミスが起きたか?!

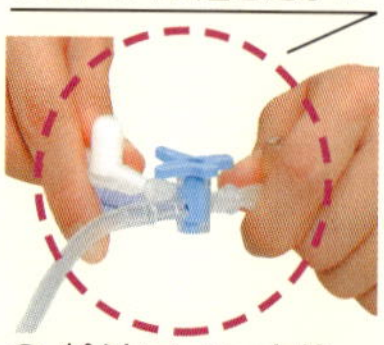

● 輸液ライン交換

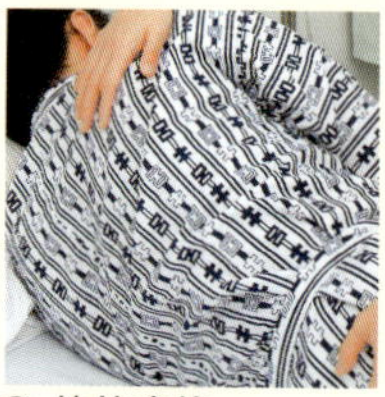

● 体位変換

事象の連鎖

1. A看護師は、点滴静脈注射中の患者の体位変換を行った。その際、輸液ラインが引っ張られ、三方活栓の接続部が緩んだ。
2. A看護師は滴下状態のみを確認し、ルート接続部を確認せずに退室した。
3. 患者の体動により、三方活栓接続部が外れ、血液が逆流した。
4. A看護師は寝衣の血液汚染、血液逆流を発見し、新しい輸液ラインに交換した。

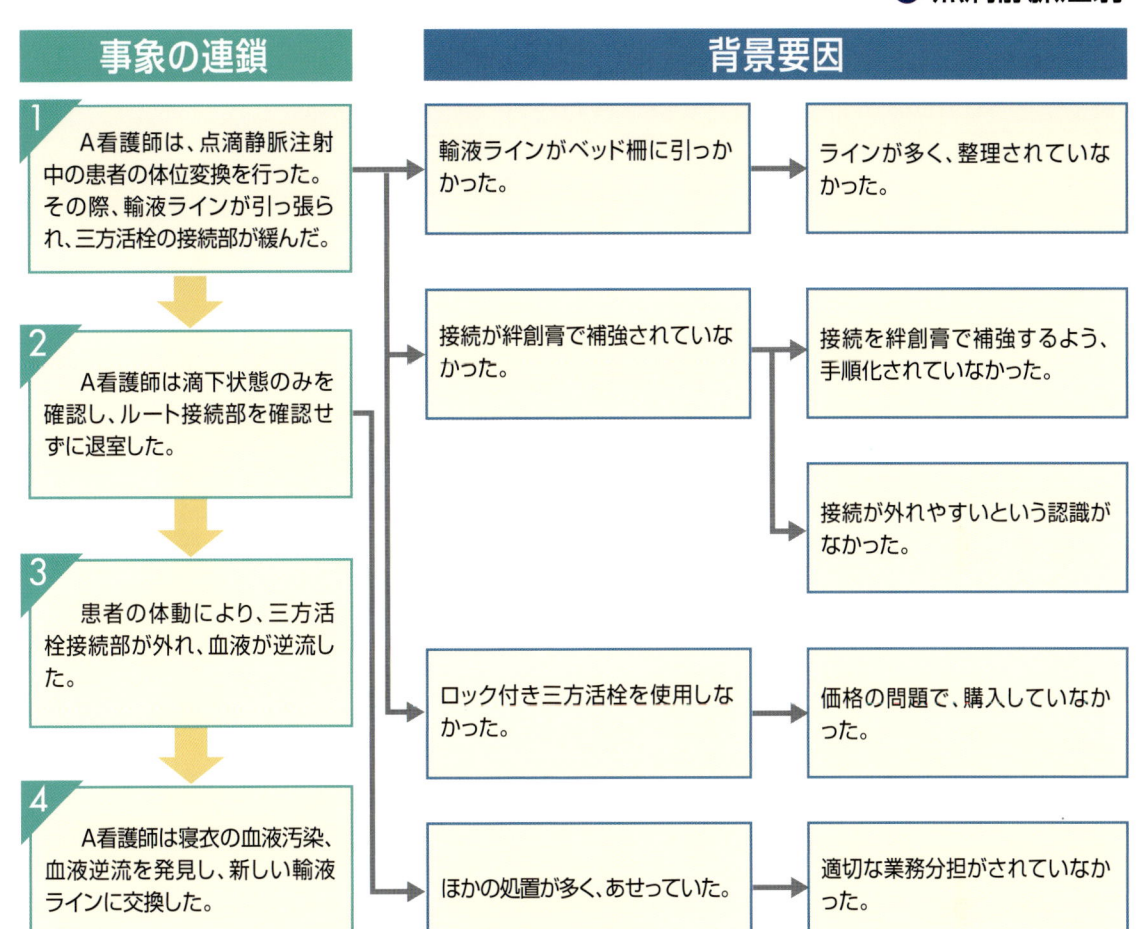

背景要因

- 輸液ラインがベッド柵に引っかかった。 → ラインが多く、整理されていなかった。
- 接続が絆創膏で補強されていなかった。 → 接続を絆創膏で補強するよう、手順化されていなかった。 / 接続が外れやすいという認識がなかった。
- ロック付き三方活栓を使用しなかった。 → 価格の問題で、購入していなかった。
- ほかの処置が多く、あせっていた。 → 適切な業務分担がされていなかった。

対策

POINT

1. 輸液ラインは長すぎないよう、また引っ張られないよう、適切な長さにし、整理する。体位変換など体動を伴うケアの際は、輸液ラインに注意する。
2. ベッドサイドを離れる前に、刺入部から輸液ボトルまでを指差し確認する。三方活栓使用時は向きが正しいか、保護栓がしっかりはまっているか、接続が緩んでいないかを確認する。
3. 三方活栓はロック付きのものを使用することが望ましい。
4. 輸液ライン接続時は、ねじりながら差し込み、緩まないよう絆創膏を巻いて補強する。接続方法を手順化し、徹底する。
5. 看護師の能力に合わせた業務分担を行い、ゆとりを持ってケアや処置を行う。

ロック付き三方活栓

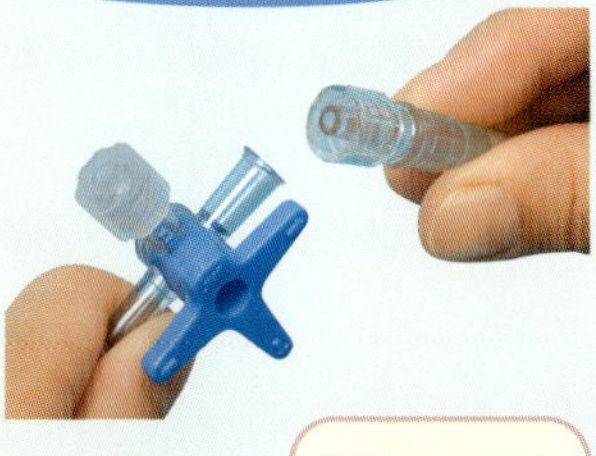

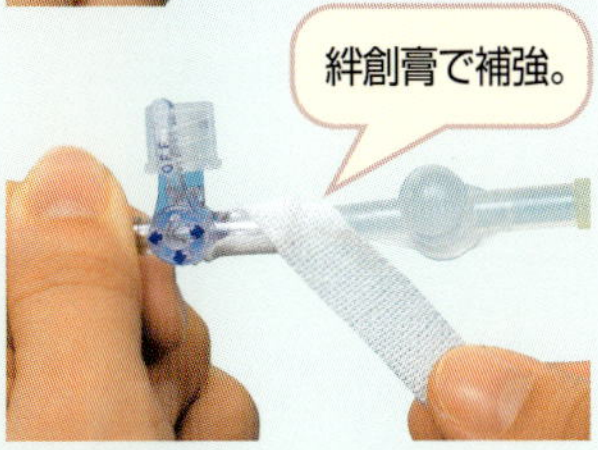

注意！ 中心静脈注射の接続部が外れると大出血を起こし、致命的となる。

点滴が落ちないワケは?

フィルターが目詰まりした!

中心静脈から高カロリー輸液と抗生物質が投与されていた患者に、
イントラリポス®（脂肪乳剤）投与の指示が出た。
A看護師は、フィルターより上の輸液ボトル側にある使用されていない三方活栓より投与を開始した。
その後、患者から点滴が落ちていないとの知らせがあった。
B看護師が訪室し、フィルターの目詰まりを発見した!

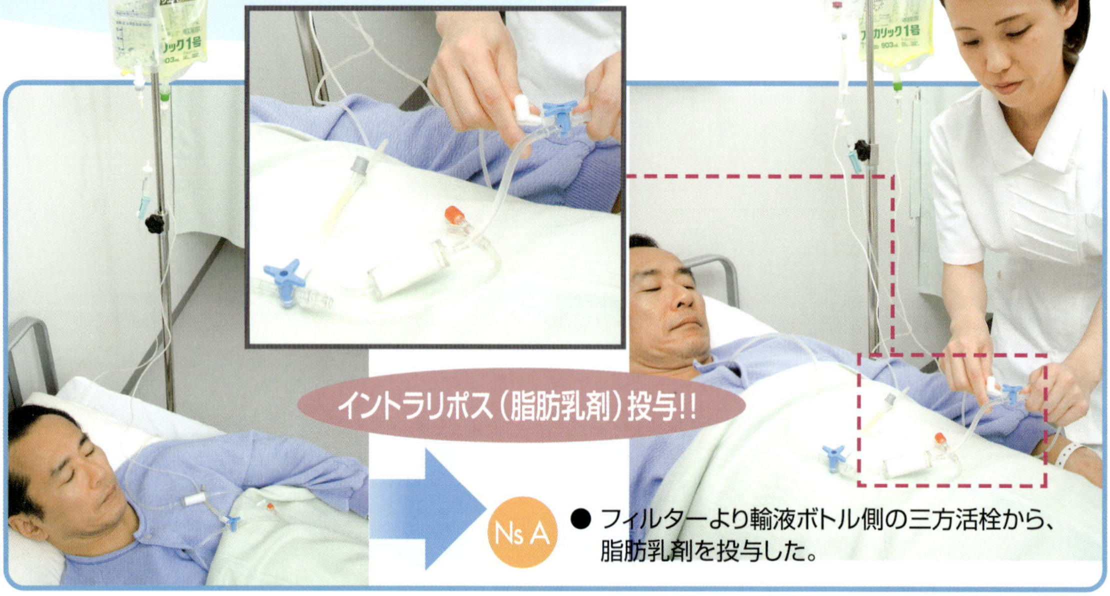

その後
点滴が落ちていない!
フィルターが目詰まりした!!
Ns B
● フィルターの目詰まりを発見。フィルターを交換した。

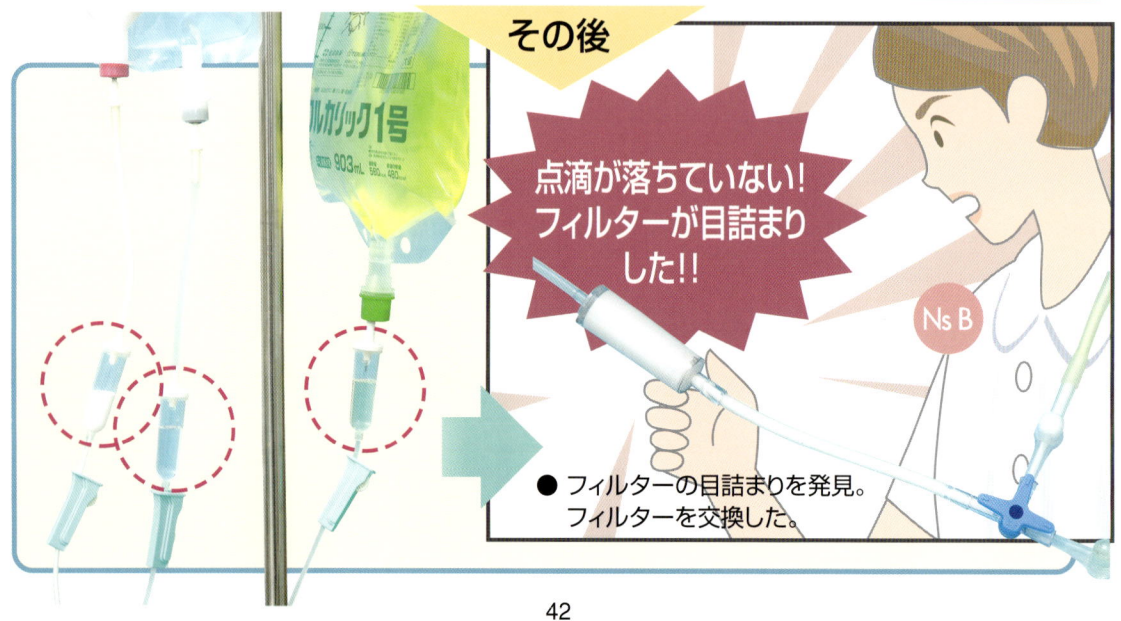

事象の連鎖

1 患者には、高カロリー輸液と抗生物質が中心静脈より投与されていた。

2 A看護師は、フィルターより上の輸液ボトル側の使用されていない三方活栓から、イントラリポス（脂肪乳剤）の投与を開始した。

3 患者から、点滴が落ちていないとの知らせがあった。
B看護師が訪室。フィルターが目詰まりし、点滴が滴下していないことを発見した。

4 B看護師が、フィルターを交換した。

背景要因

- 三方活栓がフィルターより上のボトル側と患者側の両方についていた。
  - 複数の薬剤を投与していた。
- フィルターに影響を与える薬剤であることを知らなかった。
  - A看護師は脂肪乳剤を投与するのが、初めての経験だった。
  - 薬剤インフォメーションの注意喚起を見落としていた。
    - インフォメーションは、配布・掲示物だけだった。
    - 業務多忙で見ている時間がなかった。
- 患者側の三方活栓は、ほかの薬剤投与のために使用されていた。

POINT

対策

1 フィルターに影響を与える薬剤一覧を表示するだけでなく、ミーティング時には口頭で、インフォメーションが発行されたこととその内容を周知する。

2 フィルター使用時の手順を作成する。

3 感染防止の観点から、三方活栓は極力、使用を控える。

注意！ 吸着を起こす薬剤、フィルターを変性させる薬剤の場合は、患者側に近いフィルターより下流から注入する。

輸液フィルターを通過しない、あるいは吸着する注射剤	
原液のままではフィルターを目詰まりさせる可能性があるので、注入前後にフラッシュを要する薬剤	ファンギゾン®（ブドウ糖によるフラッシュ） ラシックス®、ソルメドロール® ソルコーテフ®、ソルダクトン® アレビアチン®、イソゾール® ラボナール®（生理食塩液によるフラッシュ） など
フィルターを通過しないか、あるいはフィルターに吸着する薬剤	リポ化製剤：リプル®、パルクス®、ロピオン®、ディプリバン® など 油性製剤：ビタミンD*、ビタミンA*、サンディミュン® など （＊総合ビタミン剤は含まれない） 脂肪乳剤：イントラリポス®、ミキシッド® など G-CSF製剤：ノイトロジン®、グラン®、ノイアップ注® など インスリン製剤 アルブミン製剤 など
セルロース系フィルターを溶解する可能性のある薬剤	ラステット®

（阿南 節子:今これだけは知っておきたい! 注射薬Q&A.じほう, 2004, p19より）

中心静脈カテーテルの固定

カテーテルが抜けてしまった!

患者は食事がとれず、自分で体を動かすことができないため、内頸静脈に留置したカテーテルから高カロリー輸液を行っていた。患者は発熱による発汗があったため、A看護師は清拭を行い、寝衣を交換した。その際、輸液ラインを寝衣とともに引っ張ってしまい、中心静脈カテーテルが抜けてしまった!

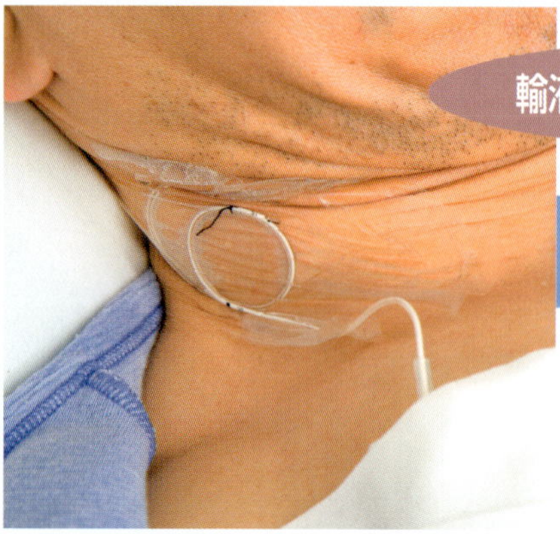

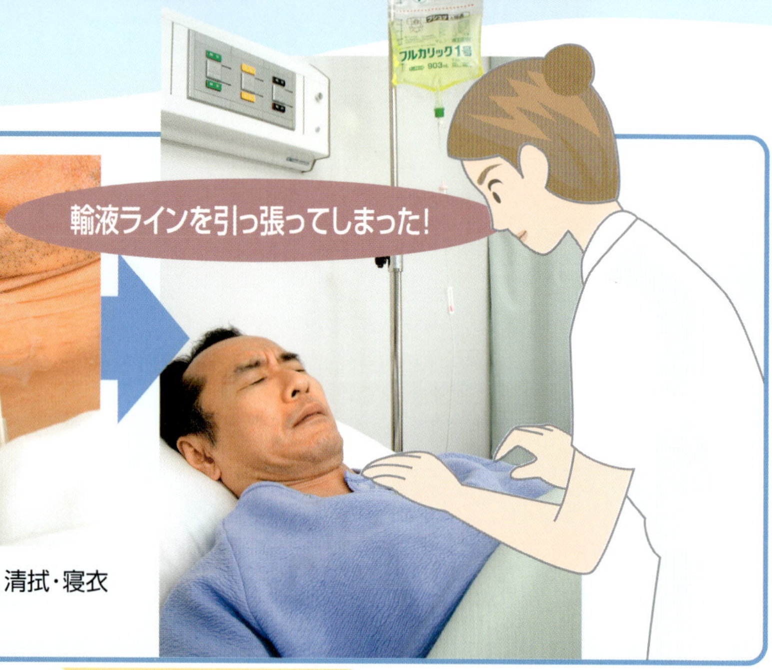
輸液ラインを引っ張ってしまった!
フルカリック1号

Ns A
● 発汗していたので、清拭・寝衣交換を行った。

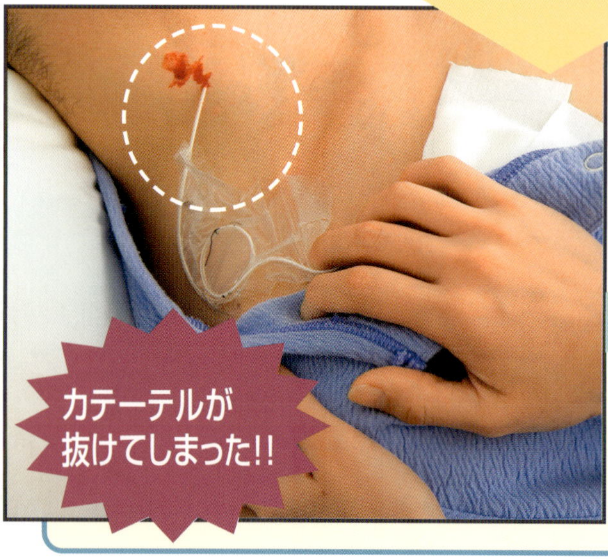
カテーテルが
抜けてしまった!!

なぜ、ミスが起きたか?!

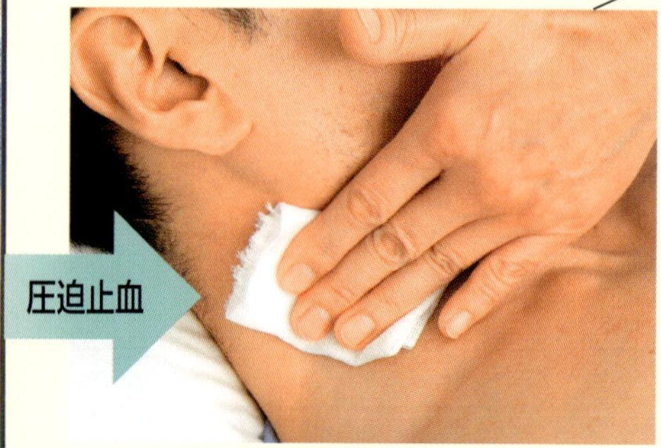
圧迫止血

反対側の鎖骨下より再挿入

事象の連鎖

1. 患者は、内頸静脈より高カロリー輸液が投与されていた。
2. A看護師は、1人で患者の清拭を行った。
3. A看護師が寝衣交換を行う際、寝衣とともに輸液ラインを引っ張ってしまった。
4. 中心静脈カテーテルが抜けてしまった。
5. A看護師は圧迫止血を行った。医師に報告し、反対側の鎖骨下静脈より中心静脈カテーテルを再挿入した。

背景要因

事象3の背景要因：
- 看護師が1人で行い、無理な姿勢となった。→ 患者の協力を得ることが難しく、あせってしまった。
- 寝衣を脱がせる時、輸液ラインを意識しておらず、無意識に引っ張った。→ カテーテルが挿入されていることに、注意が向いていなかった。

事象4の背景要因：
- 縫合固定が緩んでいた。
- ドレッシング材の固定が緩んだ。→ 患者が発汗していた。／患者の頸部が動いた。

POINT

対策

1. カテーテル挿入部の消毒を行う際、縫合・固定がしっかりと行われているか、挿入の長さが保たれているかを確認する。
2. カテーテル挿入部の固定方法を工夫する。特に、内頸静脈に挿入されている場合は、患者が首を動かす際に引っ張られるため、頸部の形状に沿って固定する。
3. 発汗などでドレッシング材が浮いてしまった場合は、汗を十分に拭き取り、固定しなおす。
4. ケア時は輸液ラインを整理し、引っ掛けたり、引っ張ったりしないよう注意する。
5. 1人で動けない患者のケアを行う際は、できるだけ看護師2人で行う。

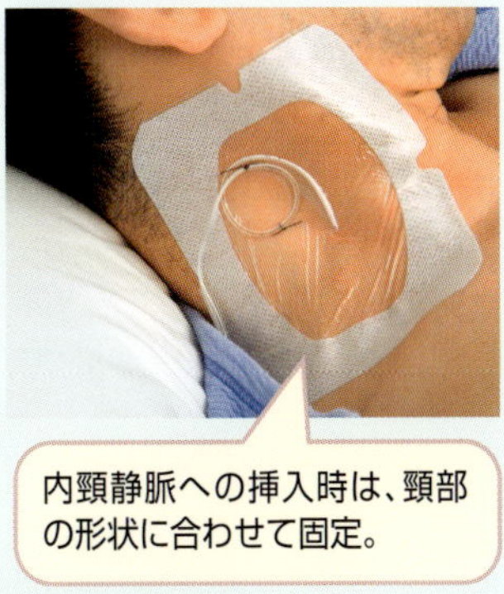

内頸静脈への挿入時は、頸部の形状に合わせて固定。

注意！ カテーテル抜去時は、出血と空気塞栓に注意する。
また、先端を確認し、カテーテルの一部が静脈内に残存していないことを確認する。

隔壁のあるタイプの薬剤

輸液の隔壁開通を忘れた!

患者は、中心静脈から高カロリー輸液を行っていた。
A看護師は、次の輸液バッグを準備するため処置室に戻り、
処方箋を確認してアミノトリパ®を袋から出し、注射ラベルを貼って準備。
患者の輸液バッグを交換した。
次の勤務者であるB看護師は、ラウンド時に、輸液バッグの隔壁が
未開通であることを発見した…。

処方箋を確認し、アミノトリパを準備した。

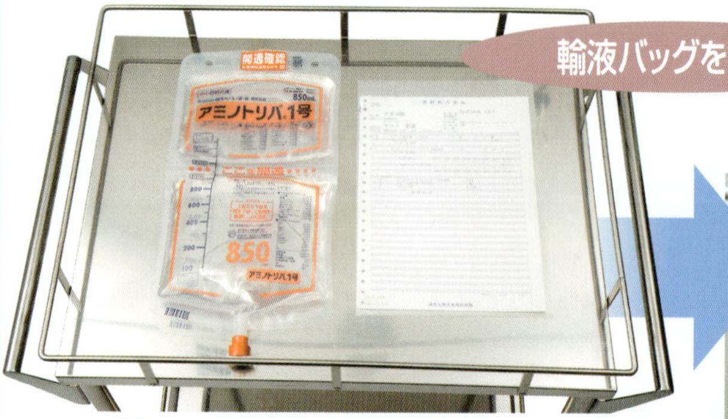

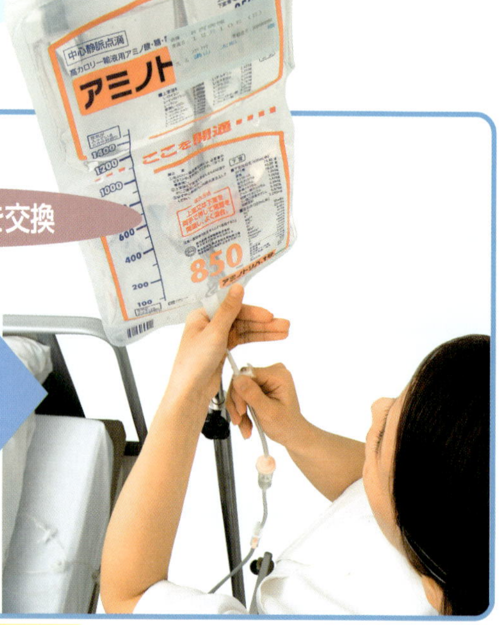

Ns A ● 高カロリー輸液を行っている患者の輸液バッグを交換した。

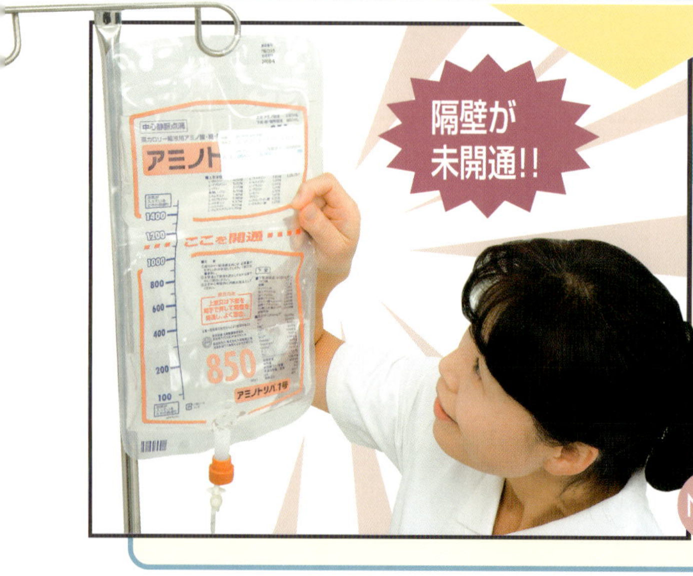

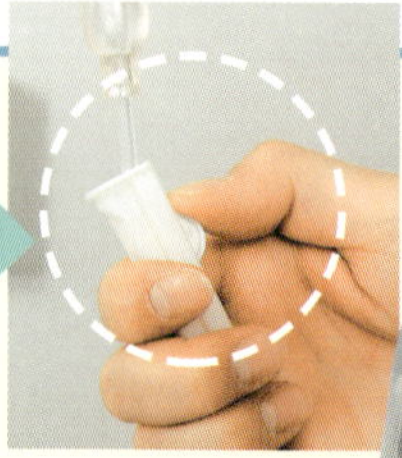

すぐにクレンメを閉じる。

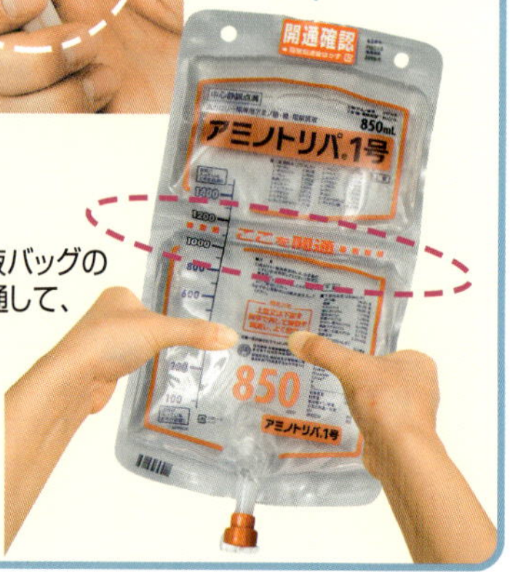

新しい輸液バッグの隔壁を開通して、交換。

事象の連鎖

1. A看護師は、輸液バッグを交換するため、アミノトリパを袋から出し、隔壁を開通させずに輸液ラインにつないだ。

2. 次の勤務者・B看護師がラウンド時、隔壁が未開通であることを発見した。

3. 医師に報告し、新しい薬剤を開通させ、投与を再開した。

背景要因

隔壁を開通させることを知らなかった。
- 説明書を読まなかった。（手順どおり、行わなかった。）
- 初めて取り扱う薬剤だった。
- アミノ酸とブドウ糖が分かれていることを知らなかった。 → 現場教育（OJT；on the job training）が行われていなかった。

POINT

対策

1. 隔壁で分かれている薬剤の一覧表を薬剤準備室に貼り出す。
2. 隔壁がある薬剤の特性を教育する。
3. ツーバッグ製剤を取り扱う際の手順を整理する。

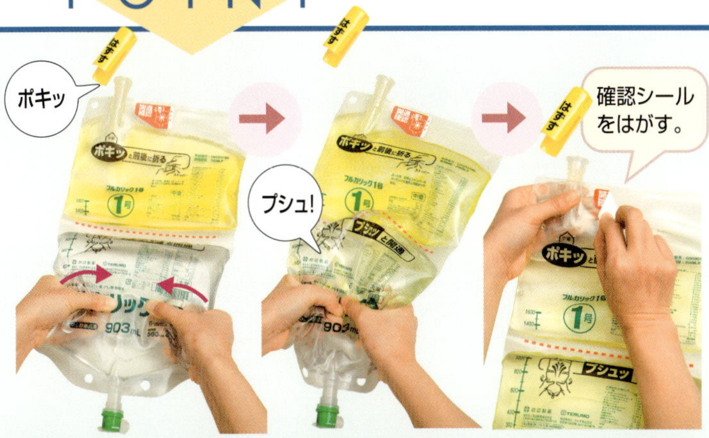
ポキッ
プシュ!
確認シールをはがす。

ツーバッグ製剤

ツーバッグ製剤はメイラード反応防止のため、糖とアミノ酸が隔壁で分けられている。糖とアミノ酸を混合し数十時間置くと、化学反応により褐色の物質：メラノイジンが生成する（メイラード反応）。

ツーバッグ製剤各種

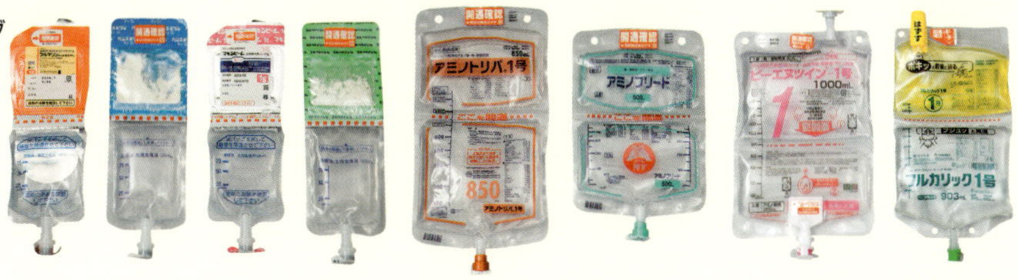
アミノトリパ1号
アミノフリード
フルカリック1号

投与ルートは正しいですか?

高カロリー輸液を末梢に接続!

患者は中心静脈から高カロリー輸液を投与していた。
夜間、不穏行動によりカテーテルを自己抜去したため、
末梢静脈ラインに変更された。
翌日、A看護師は、届いていた高カロリー輸液を患者に接続。
その後、隣の患者のケアをしていたB看護師が、
末梢静脈ラインに高カロリー輸液が接続されていることを発見した!

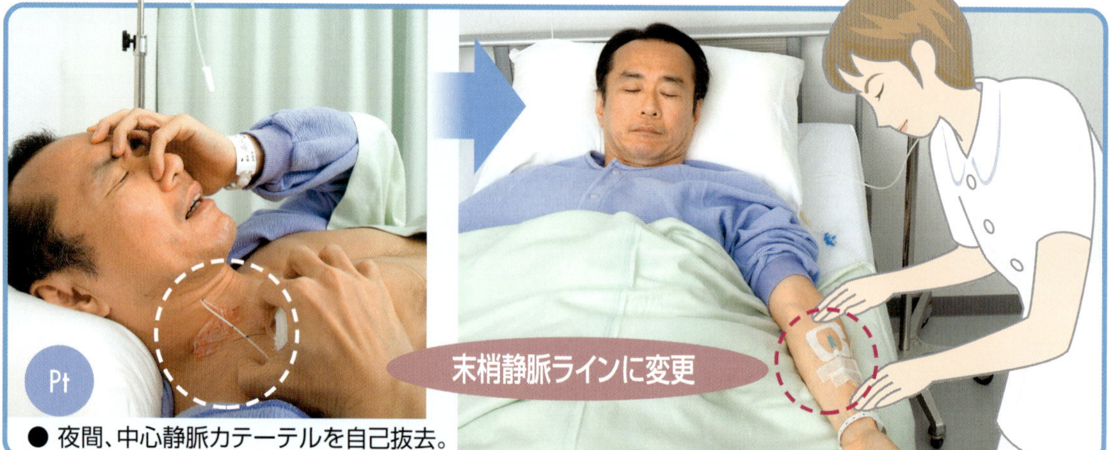
Pt
末梢静脈ラインに変更
● 夜間、中心静脈カテーテルを自己抜去。

翌日

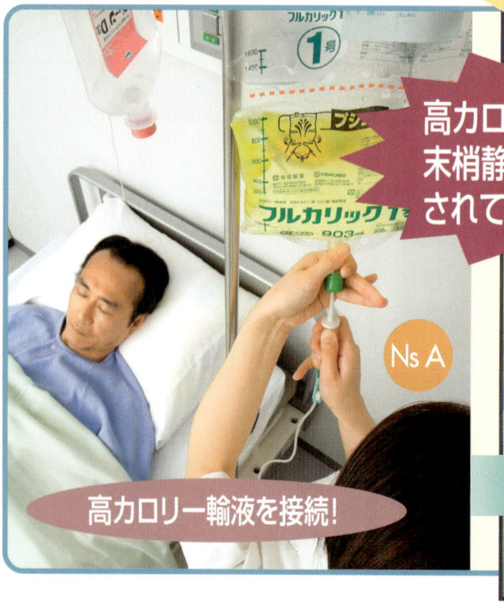
フルカリック1号
Ns A
高カロリー輸液を接続!

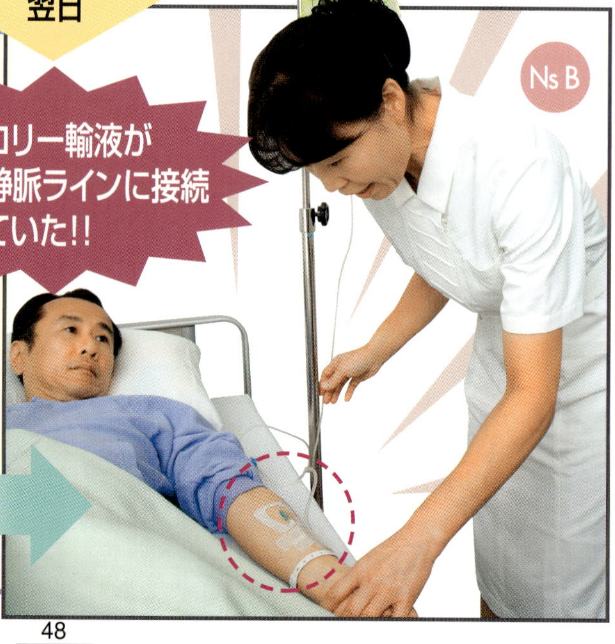
高カロリー輸液が
末梢静脈ラインに接続
されていた!!
Ns B

事象の連鎖

1 夜間、患者は不穏になり、中心静脈カテーテルを自己抜去し、末梢静脈ラインに変更された。

2 翌日、A看護師は、届いていた高カロリー輸液を準備し、患者のラインに接続した。

3 B看護師が、高カロリー輸液が末梢静脈ラインに接続されていることに気づいた。

4 B看護師は輸液を止め、血管に異常がないことを確認した。

背景要因

- 高カロリー輸液が届いていた。
  - 中心静脈からの投与を想定した処方に基づいて高カロリー輸液が準備された。
  - 処方の変更がされていなかった。 → 前夜に末梢静脈ラインに変更された。
- ルートを確認していなかった。
  - 中心静脈カテーテルだと思い込んでいた。 → 夜間の情報（末梢静脈ラインへの変更）が、リーダーより申し送りされていなかった。
  - 輸液時にルートをたどって確認しなかった。 → 教育（OJT）がなかった。

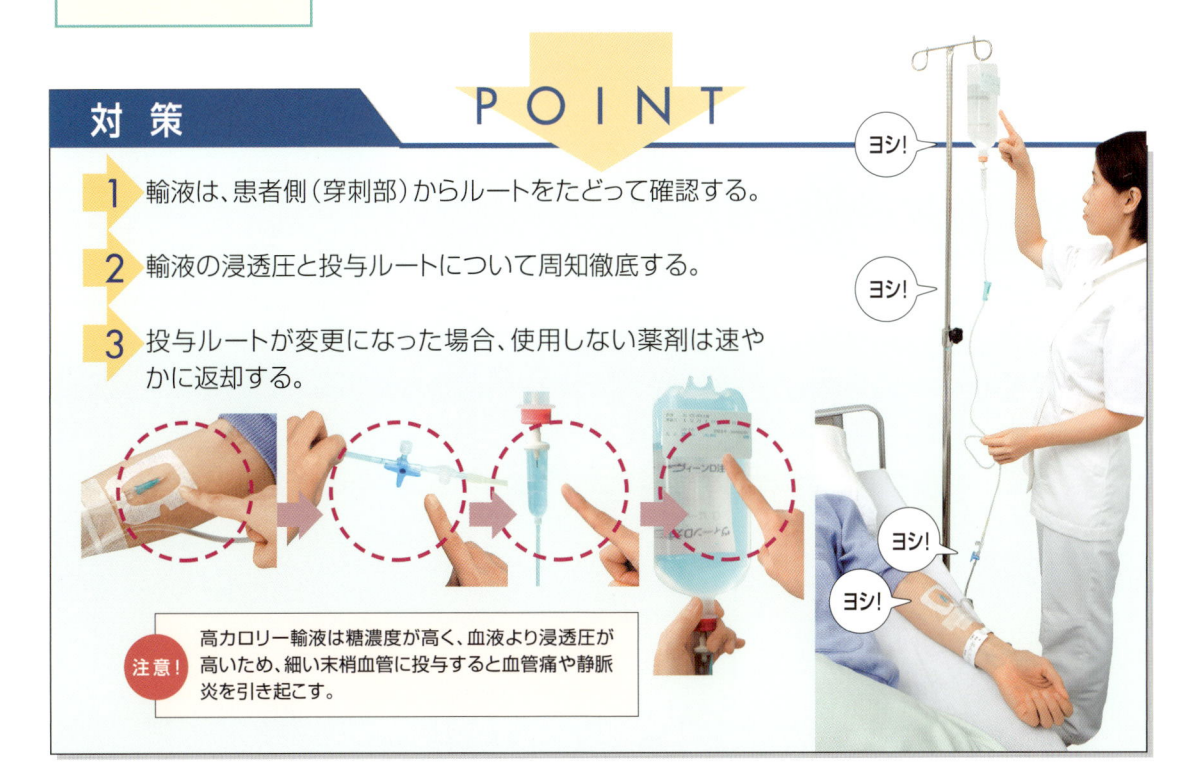

対策

POINT

1 輸液は、患者側（穿刺部）からルートをたどって確認する。

2 輸液の浸透圧と投与ルートについて周知徹底する。

3 投与ルートが変更になった場合、使用しない薬剤は速やかに返却する。

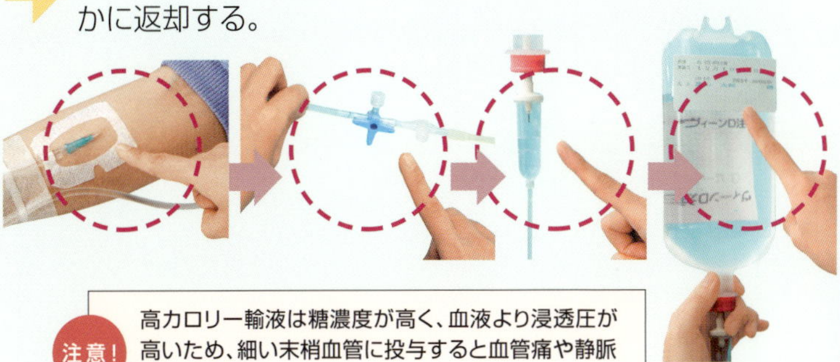

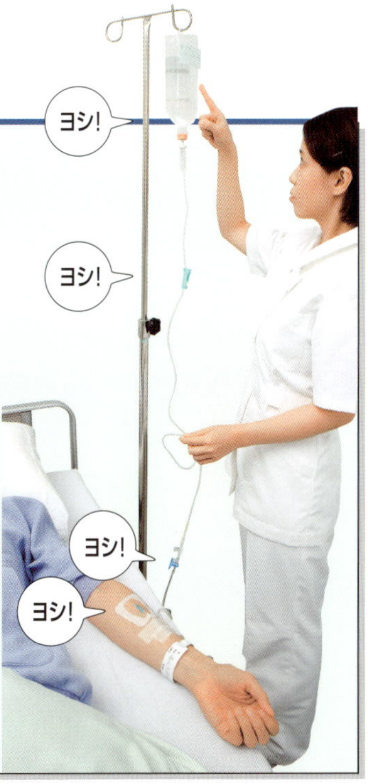

注意！ 高カロリー輸液は糖濃度が高く、血液より浸透圧が高いため、細い末梢血管に投与すると血管痛や静脈炎を引き起こす。

原則を守って、正しく与薬

濃度の違うブドウ糖を与薬！

糖尿病でインスリンを使用していた患者が、
手術後に気分不快を訴え、冷や汗をかいていた。
A看護師は、あわてて血糖を測定、低血糖であることがわかった。
指示を確認し、ブドウ糖を側管注した。
処置室に戻ると、5%ブドウ糖の空容器があった。
A看護師は、B看護師に50%ブドウ糖を使用しなければならなかったことを指摘された…。

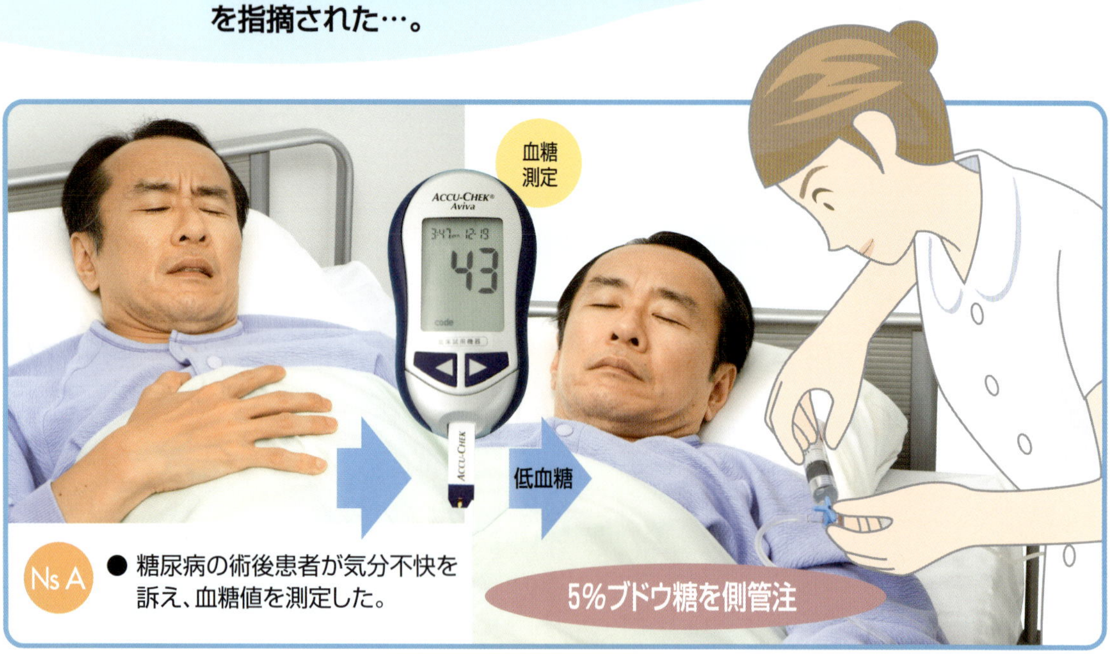
血糖
測定
ACCU-CHEK Aviva
43
低血糖
Ns A
● 糖尿病の術後患者が気分不快を訴え、血糖値を測定した。
5%ブドウ糖を側管注

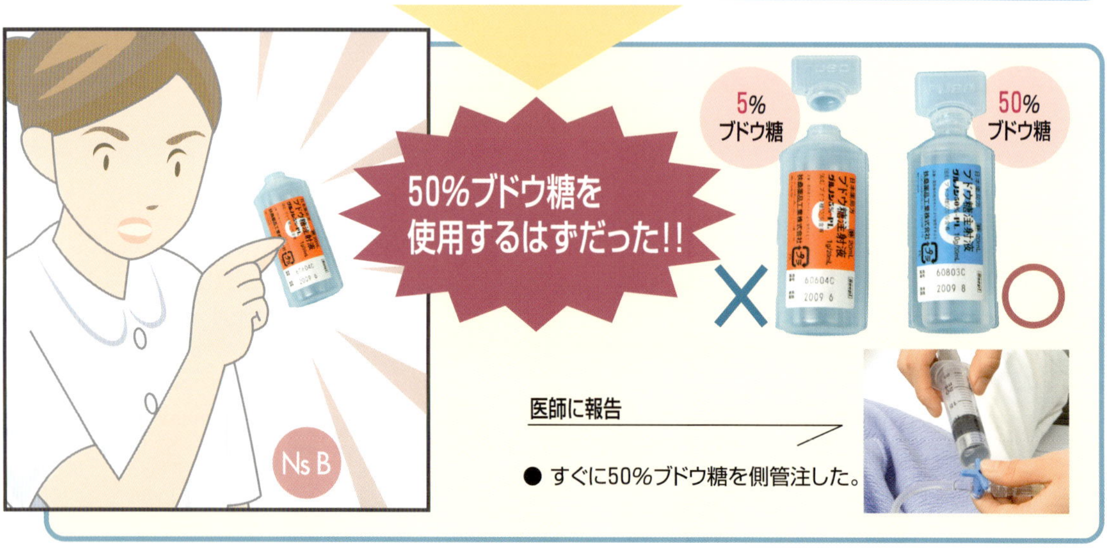
Ns B
50%ブドウ糖を
使用するはずだった!!
5%
ブドウ糖
50%
ブドウ糖
医師に報告
● すぐに50%ブドウ糖を側管注した。

事象の連鎖

1. 術後の患者が気分不快を訴え、冷や汗をかいていた。
2. A看護師は血糖測定を行い、低血糖であることがわかった。
3. A看護師は、誤って5%ブドウ糖を側管注した。
4. A看護師は、B看護師に誤りを指摘され、50%ブドウ糖を側管注しなおした。

背景要因

- ダブルチェックや3度確認という手順を守らなかった。 → あわてていた。
- 5%と50%のブドウ糖が、並べて置いてあった。
  - → 作用機序の同じ薬剤を並べて置く慣習があった。
  - → 外観が類似していた。
- 濃度を意識していなかった。 → 低血糖に対する知識があいまいだった。 → 教育（OJT）が行われていなかった。

対　策

POINT

1. 与薬時の原則（3度確認、ダブルチェック）を守る。
2. 低血糖に関する知識を身につける。
3. 外観の似た薬剤や、濃度の違いに注意する。
4. 間違えやすい薬剤は、近くに並べて置かない。

外観の似た薬剤に注意!

間違えやすい薬剤は、並べて置かない。

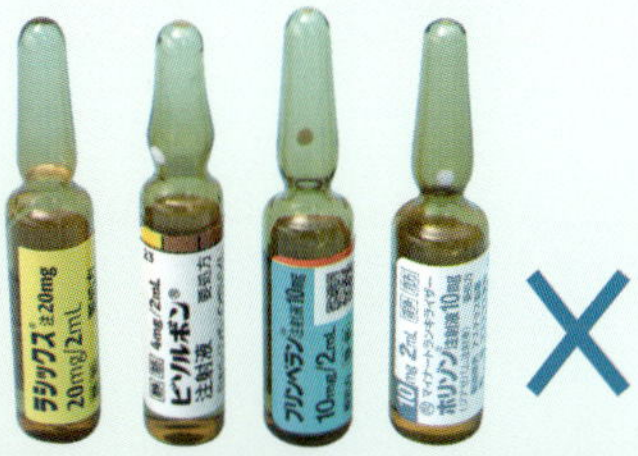

与薬時の原則

3度確認する	
① 薬剤を準備するとき ② 薬剤を詰めるとき ③ 薬剤を詰めたあと	① 指示を受けるとき ② 薬剤を準備するとき ③ 患者に与薬をするとき
ダブルチェックを行う	
① 同じ時間・場所で、複数の人と確認	① 時間差をつけ、複数の人が確認

薬剤の単位に注意しよう

mgとmLを間違えて薬剤準備!

夜間、患者が痙攣発作を起こした。
発見したA看護師は、主治医から口頭で、「ホリゾン5mgを準備してください」と指示を受けた。
A看護師は、あわてて5mL注射器にホリゾン®を準備し、
医師とともにベッドサイドに向かった。
医師が側管注を実施しようと注射器を手に取ったとき、
ホリゾンの量が違うことに気づいた…。

夜間
先生!
痙攣発作です!!
Ns A
Dr
ホリゾン5mgを準備してください。

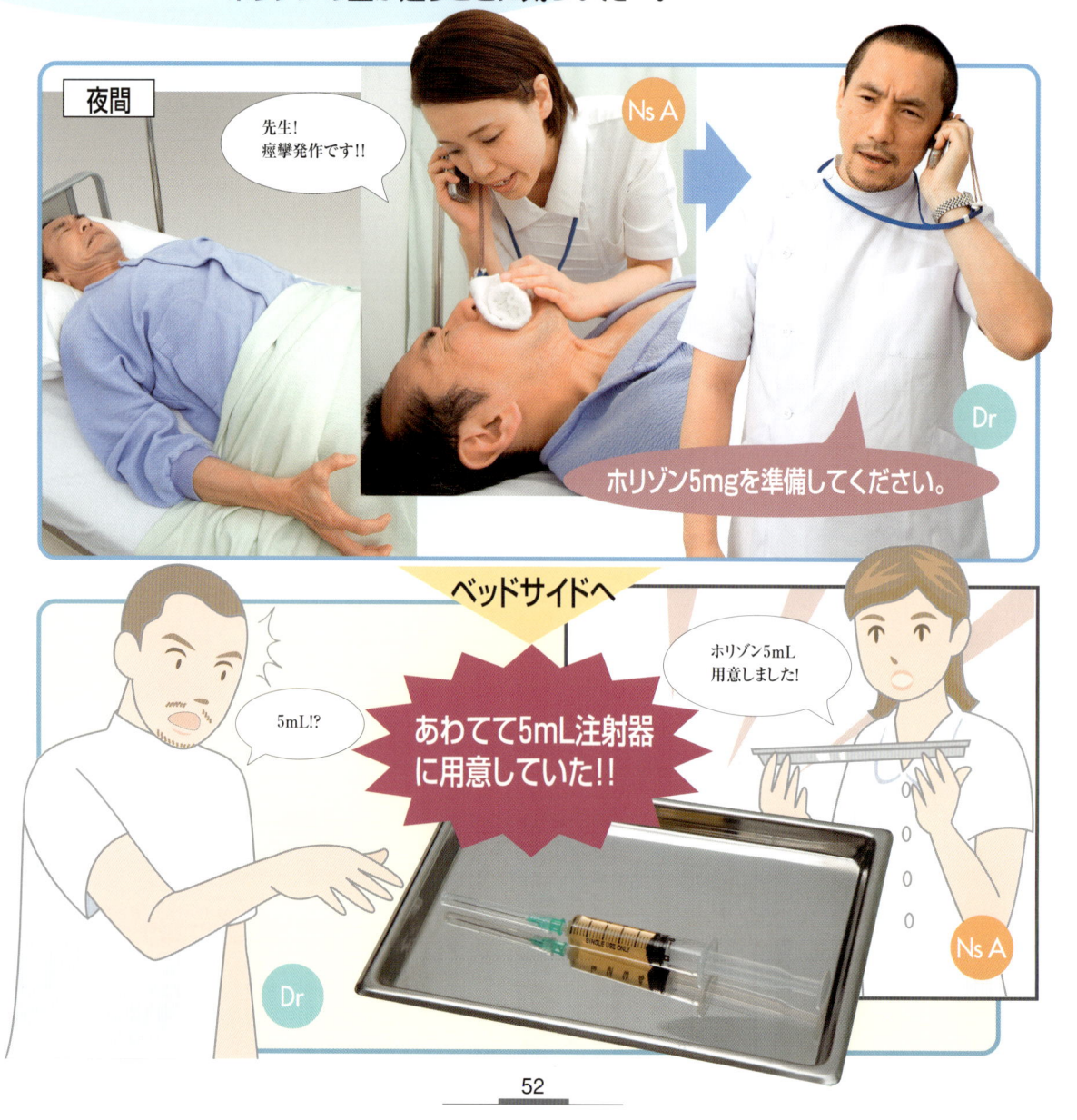

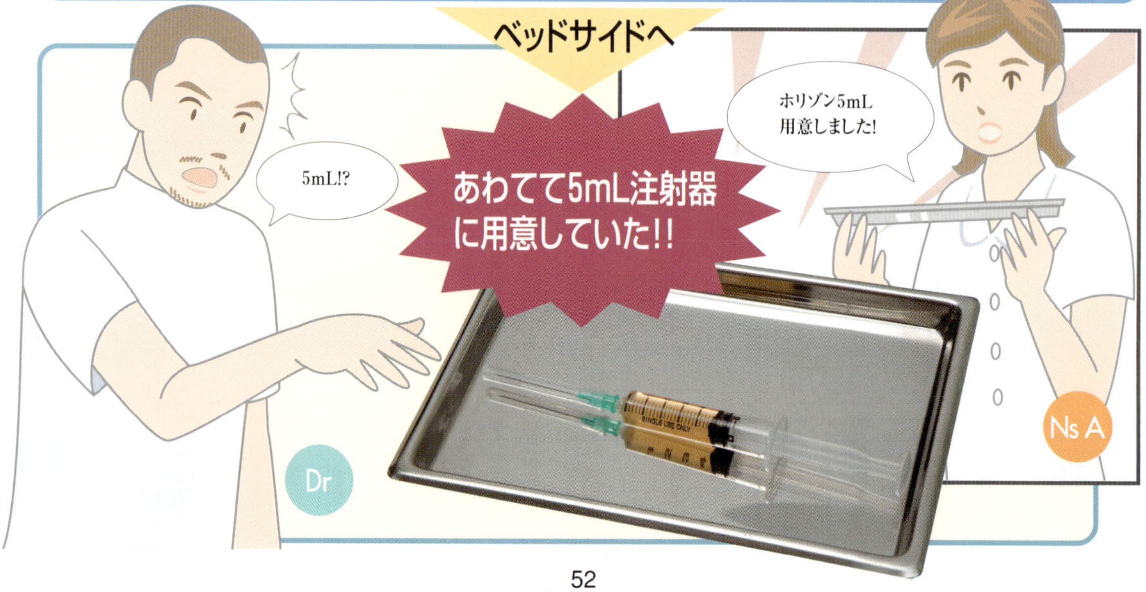
ベッドサイドへ
ホリゾン5mL
用意しました!
5mL!?
あわてて5mL注射器
に用意していた!!
Dr
Ns A

事象の連鎖

1 夜間、患者が痙攣発作を起こし、A看護師は主治医から「ホリゾン5mgを準備してください」と口頭で指示を受けた。

2 A看護師は、ホリゾン5mgの指示を5mLと思い込んで、注射器に準備した。

3 医師が注射直前に、ホリゾンの量が違うことに気づいた。

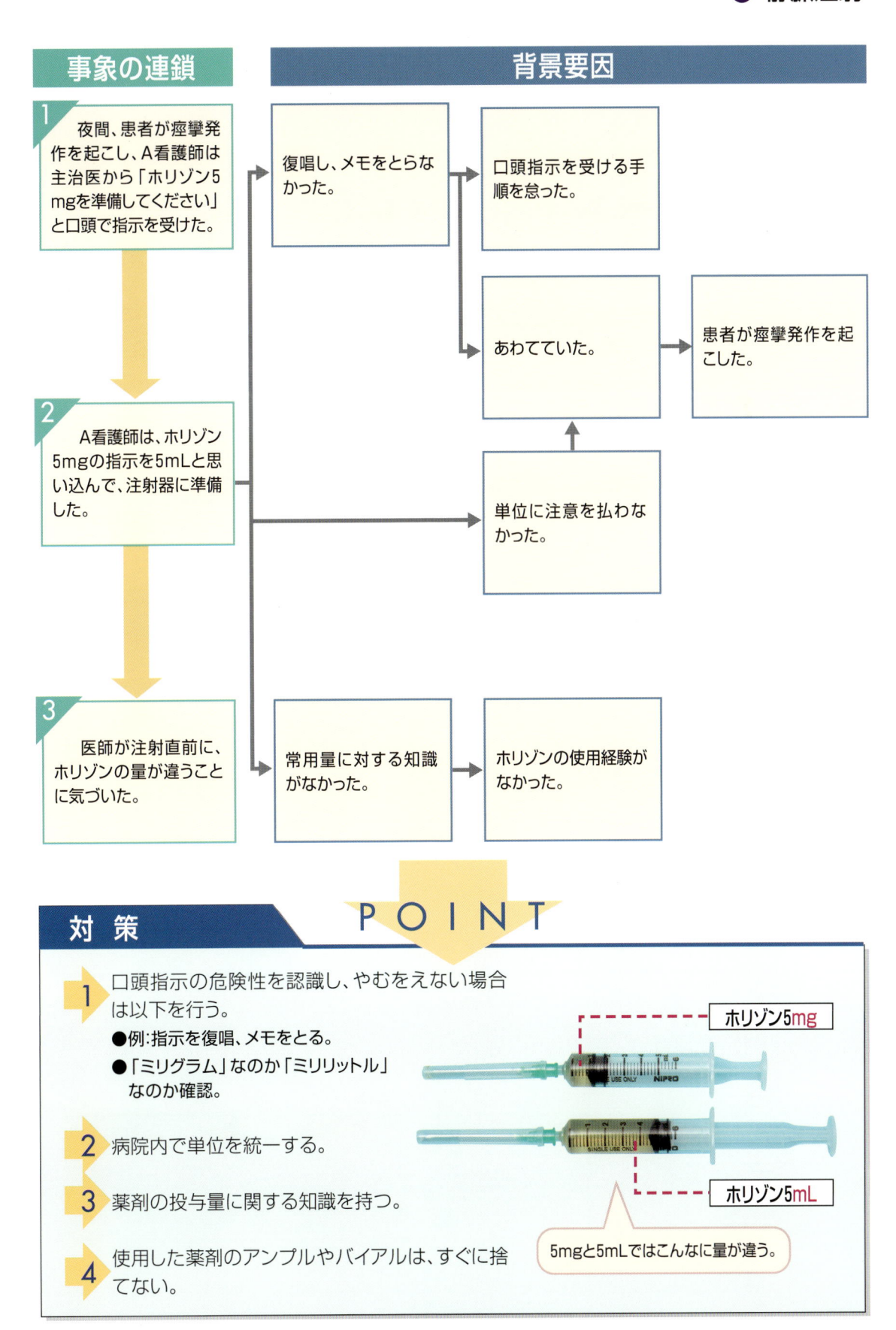

背景要因

復唱し、メモをとらなかった。

口頭指示を受ける手順を怠った。

あわてていた。

患者が痙攣発作を起こした。

単位に注意を払わなかった。

常用量に対する知識がなかった。

ホリゾンの使用経験がなかった。

POINT

対策

1 口頭指示の危険性を認識し、やむをえない場合は以下を行う。

- 例:指示を復唱、メモをとる。
- 「ミリグラム」なのか「ミリリットル」なのか確認。

2 病院内で単位を統一する。

3 薬剤の投与量に関する知識を持つ。

4 使用した薬剤のアンプルやバイアルは、すぐに捨てない。

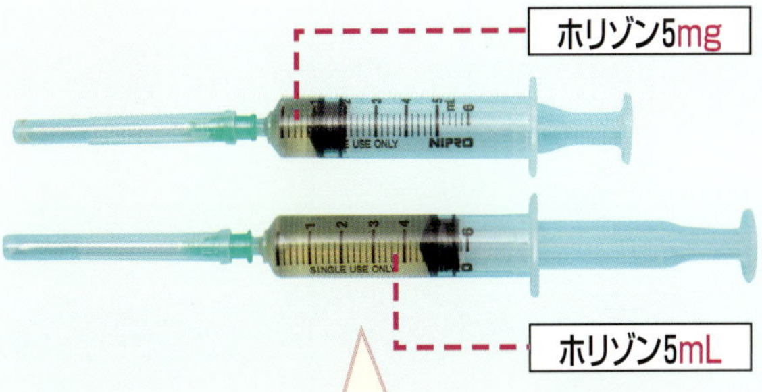

5mgと5mLではこんなに量が違う。

自動輸液ポンプの落とし穴

フリーフローに注意しよう!

患者は輸液ポンプを使用し、ヘパリン入り輸液薬剤を10mL/hで点滴していた。
A看護師は輸液ポンプを外し、患者をMRI検査に連れていった。
その後、B看護師が患者の点滴が全開で滴下していることを発見した!
A看護師は、輸液ポンプを外す際にクレンメを閉じていなかった・・・。

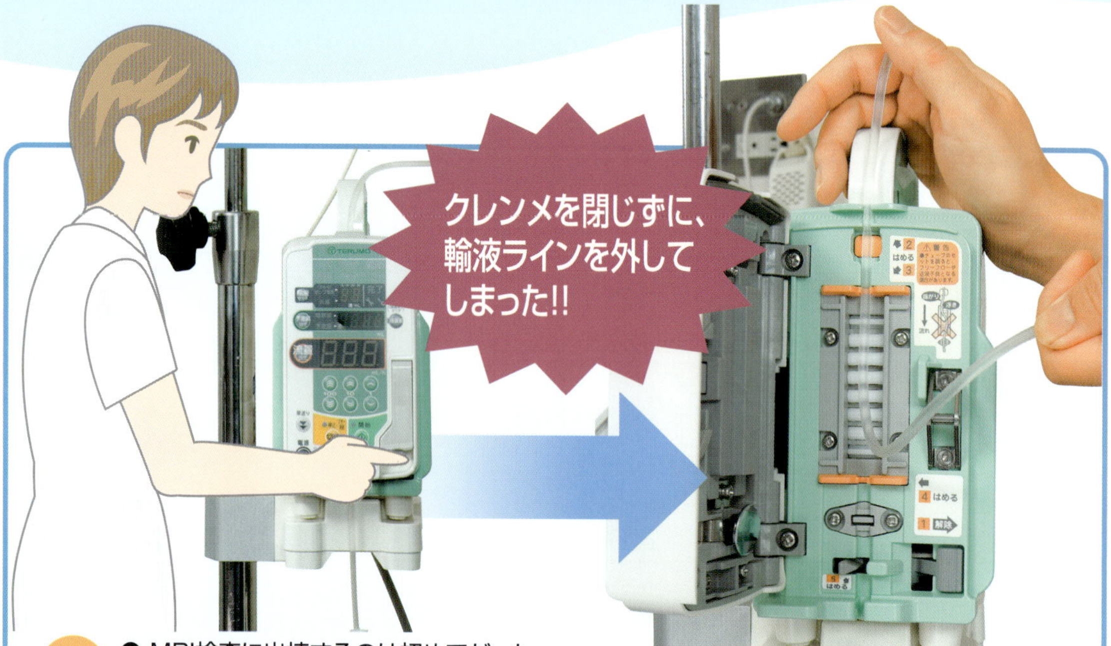

Ns A
- MRI検査に出棟するのは初めてだった。
- 検査出棟のため、あわてていた。
- 輸液ポンプの扱いに慣れていなかった。

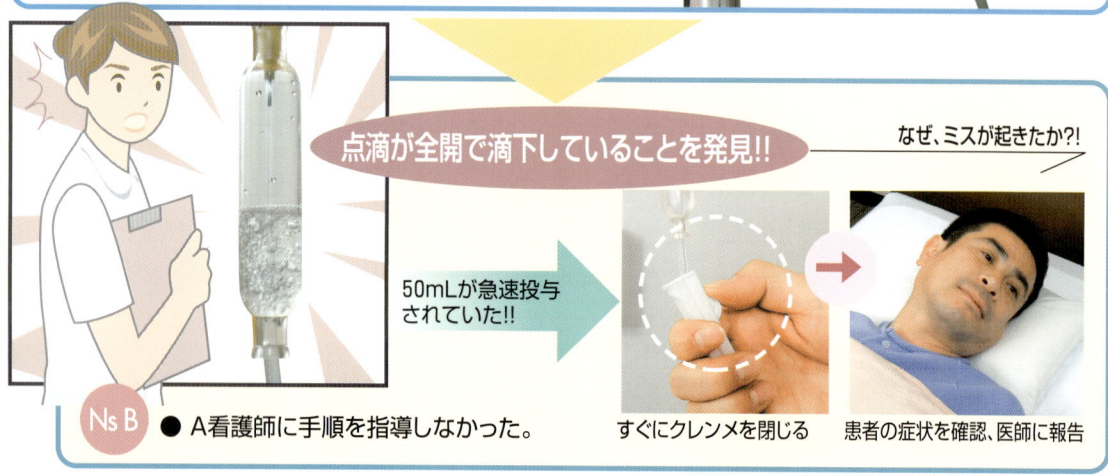

点滴が全開で滴下していることを発見!!

なぜ、ミスが起きたか?!

50mLが急速投与されていた!!

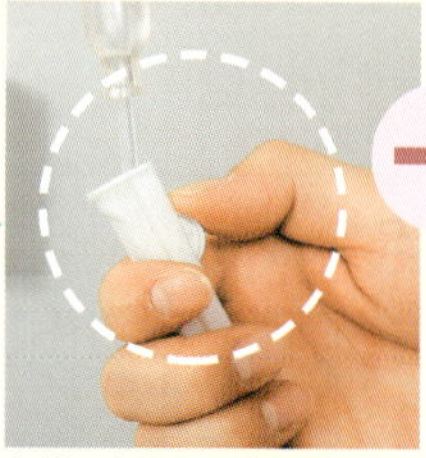

すぐにクレンメを閉じる

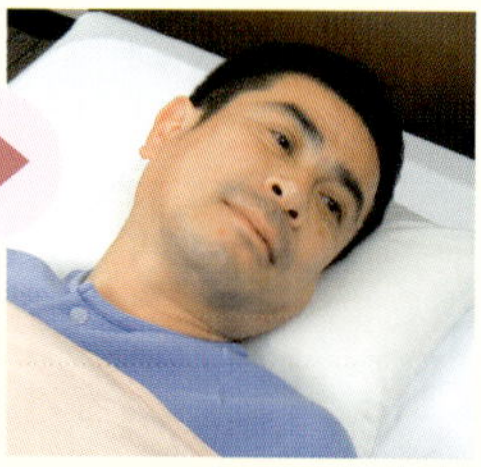

患者の症状を確認、医師に報告

Ns B
- A看護師に手順を指導しなかった。

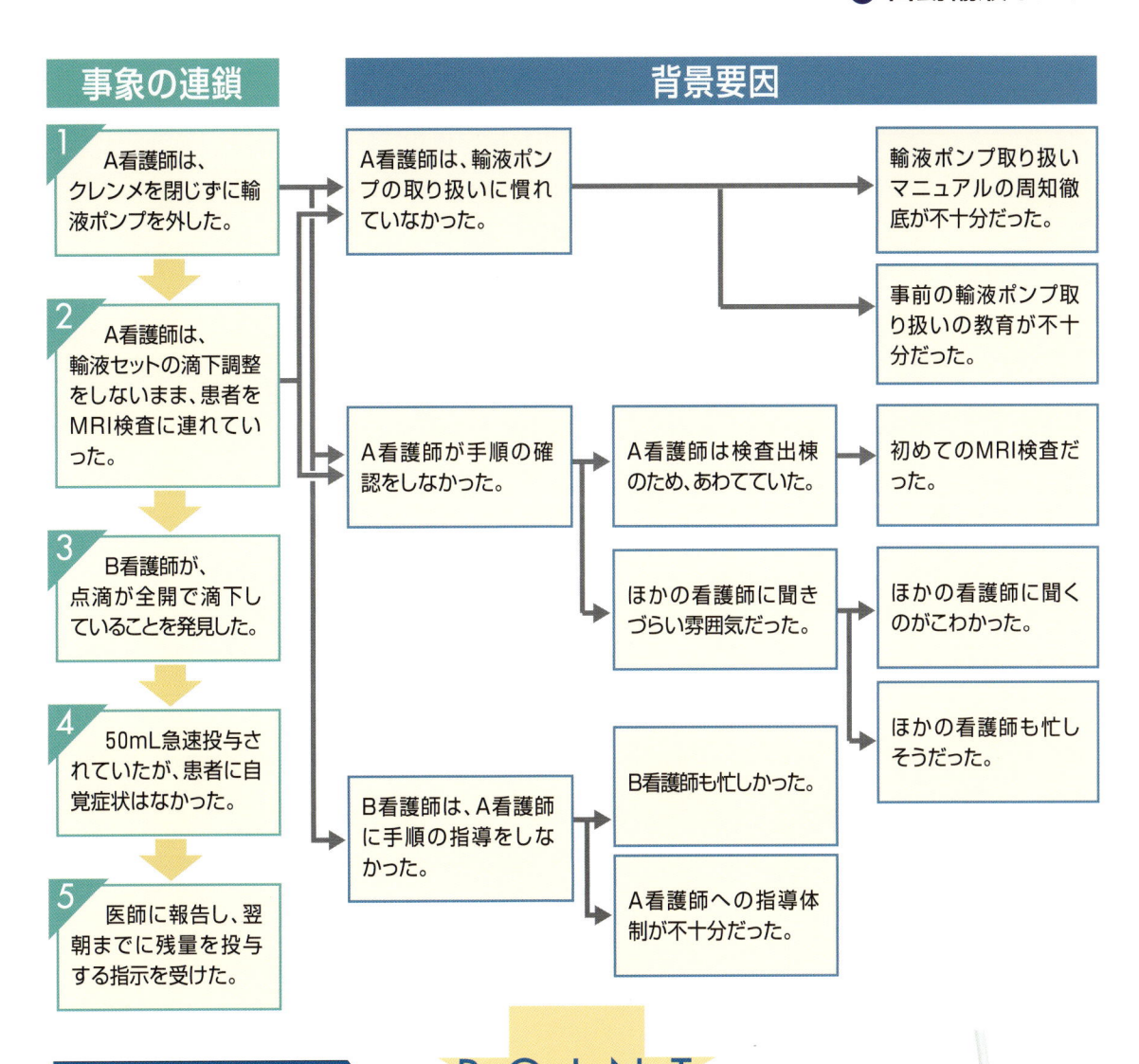

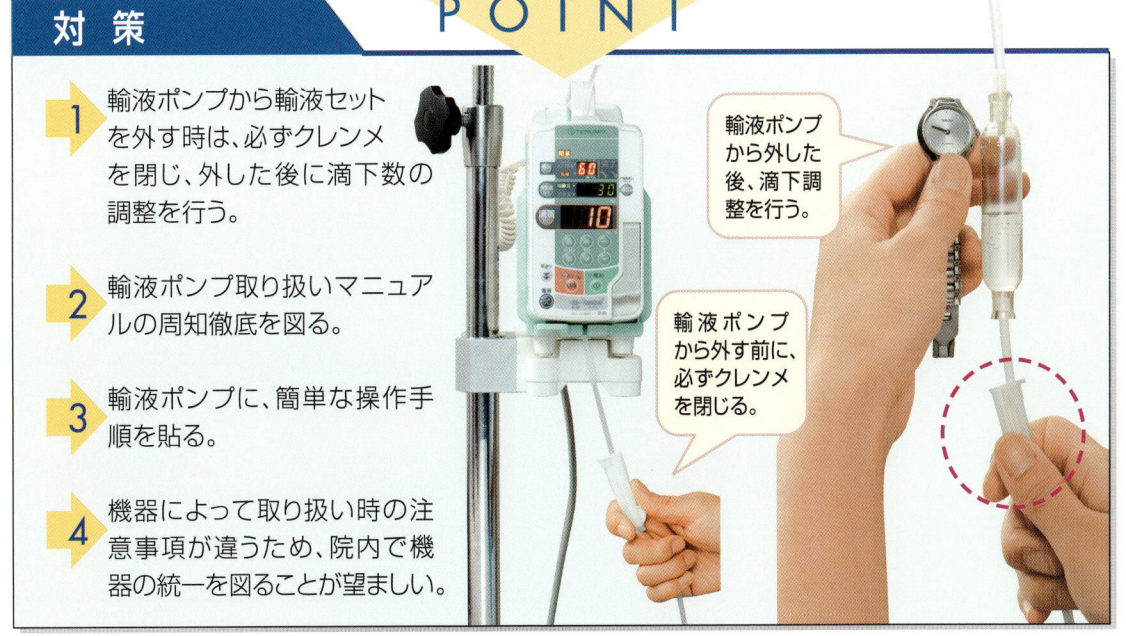

事象の連鎖

1. A看護師は、クレンメを閉じずに輸液ポンプを外した。
2. A看護師は、輸液セットの滴下調整をしないまま、患者をMRI検査に連れていった。
3. B看護師が、点滴が全開で滴下していることを発見した。
4. 50mL急速投与されていたが、患者に自覚症状はなかった。
5. 医師に報告し、翌朝までに残量を投与する指示を受けた。

背景要因

- A看護師は、輸液ポンプの取り扱いに慣れていなかった。
  - 輸液ポンプ取り扱いマニュアルの周知徹底が不十分だった。
  - 事前の輸液ポンプ取り扱いの教育が不十分だった。
- A看護師が手順の確認をしなかった。
  - A看護師は検査出棟のため、あわてていた。
    - 初めてのMRI検査だった。
  - ほかの看護師に聞きづらい雰囲気だった。
    - ほかの看護師に聞くのがこわかった。
    - ほかの看護師も忙しそうだった。
- B看護師は、A看護師に手順の指導をしなかった。
  - B看護師も忙しかった。
  - A看護師への指導体制が不十分だった。

対　策

POINT

1. 輸液ポンプから輸液セットを外す時は、必ずクレンメを閉じ、外した後に滴下数の調整を行う。
2. 輸液ポンプ取り扱いマニュアルの周知徹底を図る。
3. 輸液ポンプに、簡単な操作手順を貼る。
4. 機器によって取り扱い時の注意事項が違うため、院内で機器の統一を図ることが望ましい。

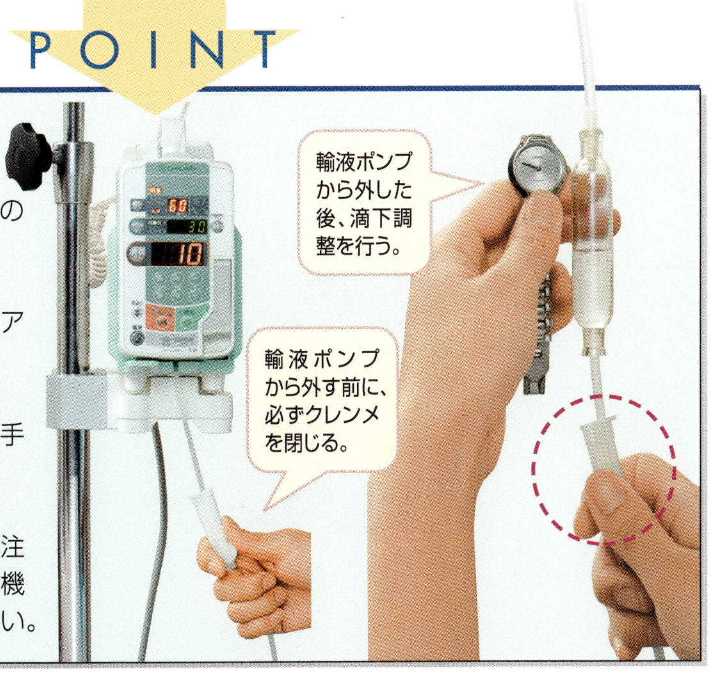
輸液ポンプから外した後、滴下調整を行う。
輸液ポンプから外す前に、必ずクレンメを閉じる。

自動輸液ポンプと予定量

輸液速度の変更を忘れずに!

患者に、代謝拮抗薬・抗癌薬500mgと生理食塩水500mLを、
開始後2時間は50mL/hで、その後残量を18mL/h・22時間で投与する
指示を受けた。
A看護師は指示通り50mL/hで開始したが、予定量を入力しなかった。
2時間後、患者が散歩に行っていたため、
ほかの業務に気をとられ、輸液速度の変更を忘れた。
4時間後に、50mL/hのまま投与していることに気づいた!

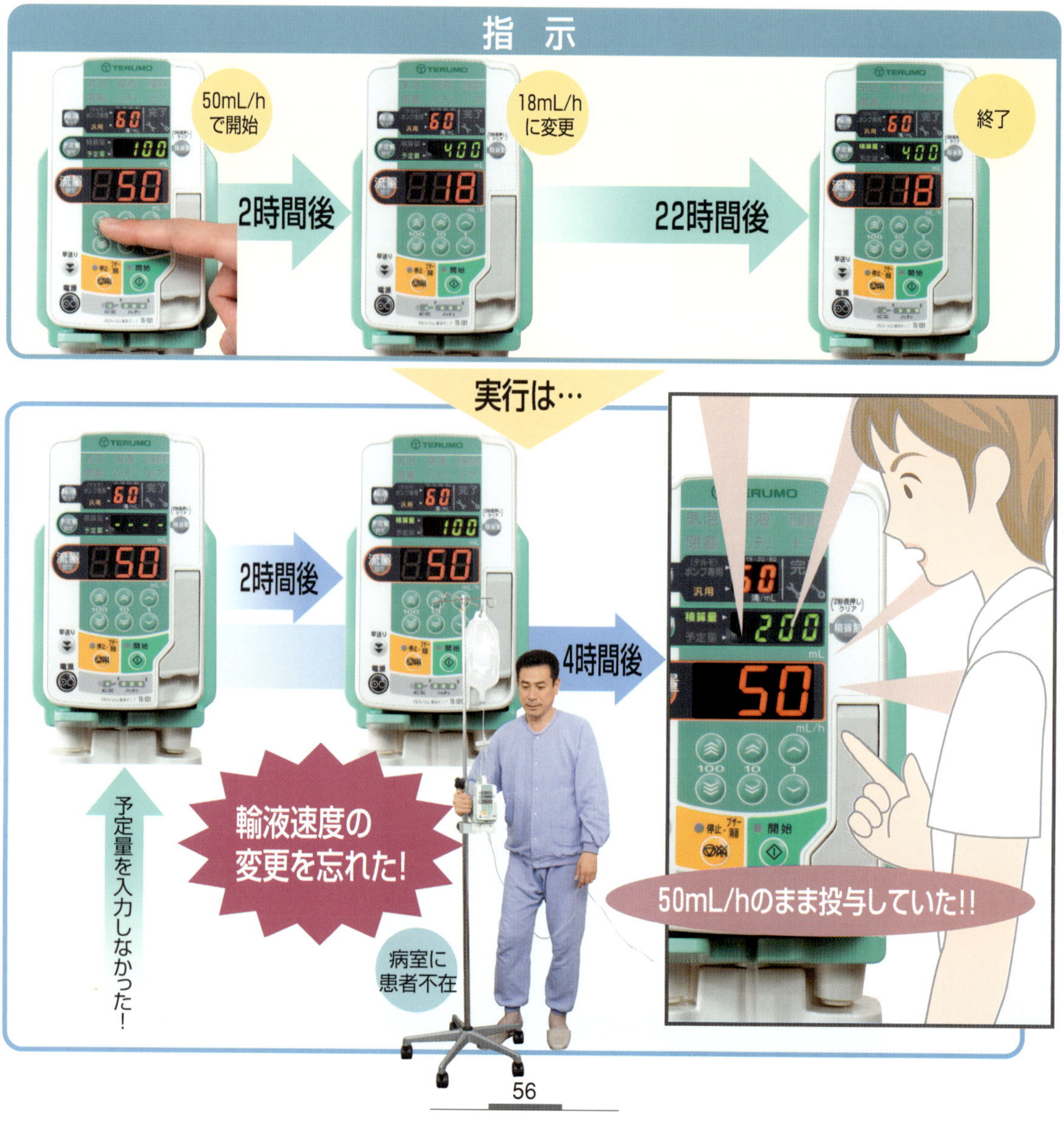

指 示
50mL/h
で開始
2時間後
18mL/h
に変更
22時間後
終了
実行は…
2時間後
4時間後
予定量を入力しなかった!
輸液速度の
変更を忘れた!
病室に
患者不在
50mL/hのまま投与していた!!

事象の連鎖

1 代謝拮抗薬・抗癌薬を開始後2時間は50mL/hで投与、その後は残量を18mL/hで投与する指示があった。A看護師は、指示通り開始した。

2 A看護師は開始時、予定量の入力をしなかった。

3 A看護師は2時間後、18mL/hに変更しなかった。

4 A看護師は4時間後、変更し忘れていたことに気づいた。

5 A看護師は医師に報告し、残量を15mL/hで投与するよう指示を受け、実施した。

背景要因

- 予定量を入力する習慣がなかった。
- 滴下数が細かく変わることなど、化学療法に関する知識が不足していた。 → 治療について、深く考えていなかった。
- ほかの業務に気をとられていた。 → 複数の業務を担当していた。／忘れないようにするチェック機構がなかった。
- 2時間後、患者が散歩に行っていた。 → 忘れないようにするチェック機構がなかった。／輸液速度が変更になることを、患者へ説明していなかった。

対策

POINT

1 輸液速度の変更を忘れないようにするため、チェック機構（メモの取り方や時計のアラームなど）を工夫する。

2 輸液ポンプに予定量を入力すると、機種によってアラームが鳴ったり、滴下がストップするなどの機能があるため、活用する。

3 薬剤の知識に基づき、輸液ポンプ使用の意図を明確にする。

4 輸液ポンプ使用時の注意事項について、患者への説明を十分に行う。

注意！ 輸液ポンプなどの機器類は、病院内で同一機種を使用することが望ましい。しかし、複数の機種を使用していることも少なくないため、日ごろから機種ごとの取り扱いや機能について把握し、その複雑さに対応しなければならない。

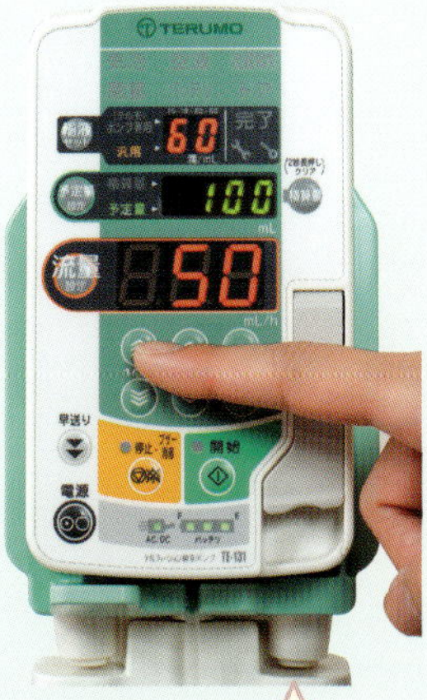

予定量を入力するとよい。

自動輸液ポンプの固定位置

点滴台のバランスに注意しよう！

床上安静の患者が自動輸液ポンプ使用により、24時間持続点滴を行っていた。本日より、安静度がトイレ歩行可に変更となった。
輸液ポンプは、床上安静時の高い位置のままだったが、A看護師は歩行介助の際に位置を替えるつもりだった。患者は、看護師を呼ばずに1人で点滴台を押して歩行。バランスを崩して、輸液ポンプとともに転倒した！

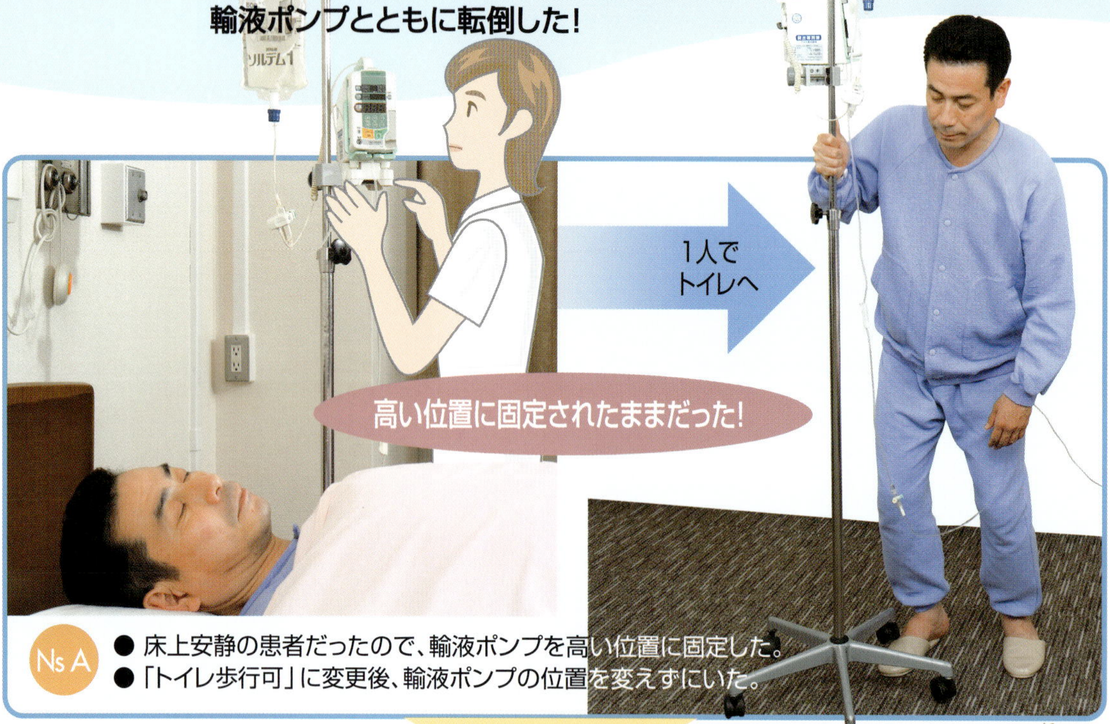
ソルデム1
1人で
トイレへ
高い位置に固定されたままだった！

Ns A
- 床上安静の患者だったので、輸液ポンプを高い位置に固定した。
- 「トイレ歩行可」に変更後、輸液ポンプの位置を変えずにいた。

歩行中

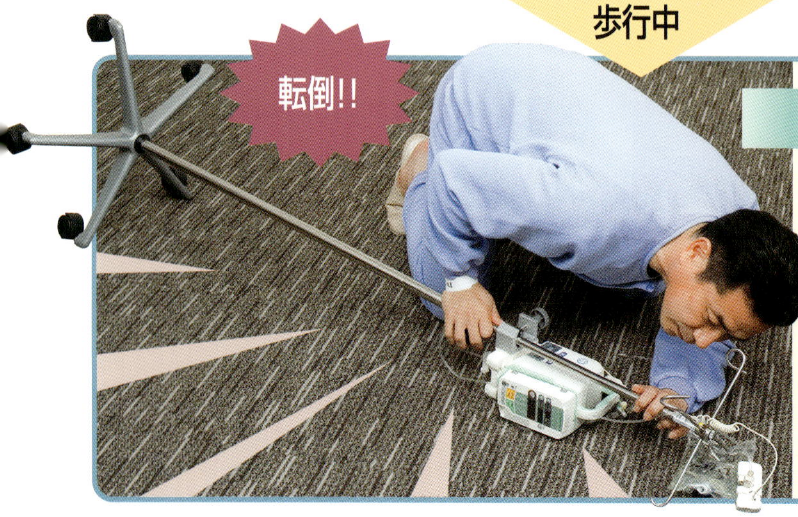
転倒!!

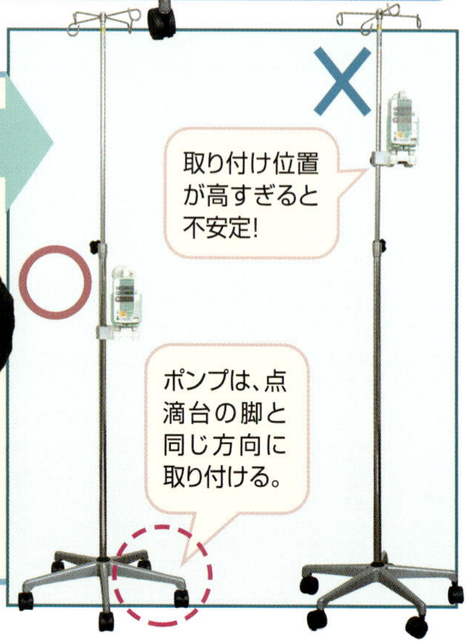
取り付け位置
が高すぎると
不安定!
ポンプは、点
滴台の脚と
同じ方向に
取り付ける。

事象の連鎖

1. 床上安静時に輸液ポンプを高い位置に取り付けた。
2. 「床上安静」から「トイレ歩行可」に安静度が変更になったが、マニュアルにあるように、輸液ポンプの付け替えを行わなかった。
3. 初回歩行時、患者は1人でトイレに移動した。
4. 点滴台のバランスが崩れ、輸液ポンプが転倒した。
5. 新しい輸液ポンプに交換し、低い位置に取り付けて輸液を再開した。

背景要因

- 1・2 → 取り扱いマニュアルが徹底していなかった。
- 1・2 → 歩行時に取り替えるつもりだった。 → 初回に、患者が1人で歩くとは思わなかった。
    - → 初回歩行時にナースコールするよう、患者に説明していなかった。
    - → 患者は1人でトイレに行けると思った。
    - → 転倒の可能性を患者に説明しなかった。
- 3・4・5 → 取り付け位置が不適切だった。 → 安静度が変わった。
- 3・4・5 → 初回歩行時に、看護師が付き添わなかった。
    - → 患者はナースコールを押さなかった。 → （初回歩行時にナースコールするよう、患者に説明していなかった。／患者は1人でトイレに行けると思った。／転倒の可能性を患者に説明しなかった。）
    - → 患者がトイレに行くことに気づかなかった。 → ほかの患者への対応で忙しかった。

POINT

対 策

1. 自動輸液ポンプは3～4kgの重量がある。点滴台の上部に固定すると重心が高くなり、不安定で転倒の危険性があるため、重心を低くする。
2. 自動輸液ポンプは、点滴台の脚と同じ方向に取り付け、バランスを保つ。1本の点滴台に複数のポンプを固定する場合は、左右にバランスよく取り付ける。
3. 安定のよい点滴台を使用する。
4. 点滴台のキャスターや持ち手などの保守点検と整備を徹底する。
5. 自動輸液ポンプ使用中の患者の安静度が拡大した時は、注意事項や取り扱いについて患者に説明する。
6. 自動輸液ポンプの取り扱いマニュアルの周知徹底を図る。
7. 自動輸液ポンプが転倒したり、落下した場合は、点検してから使用する。

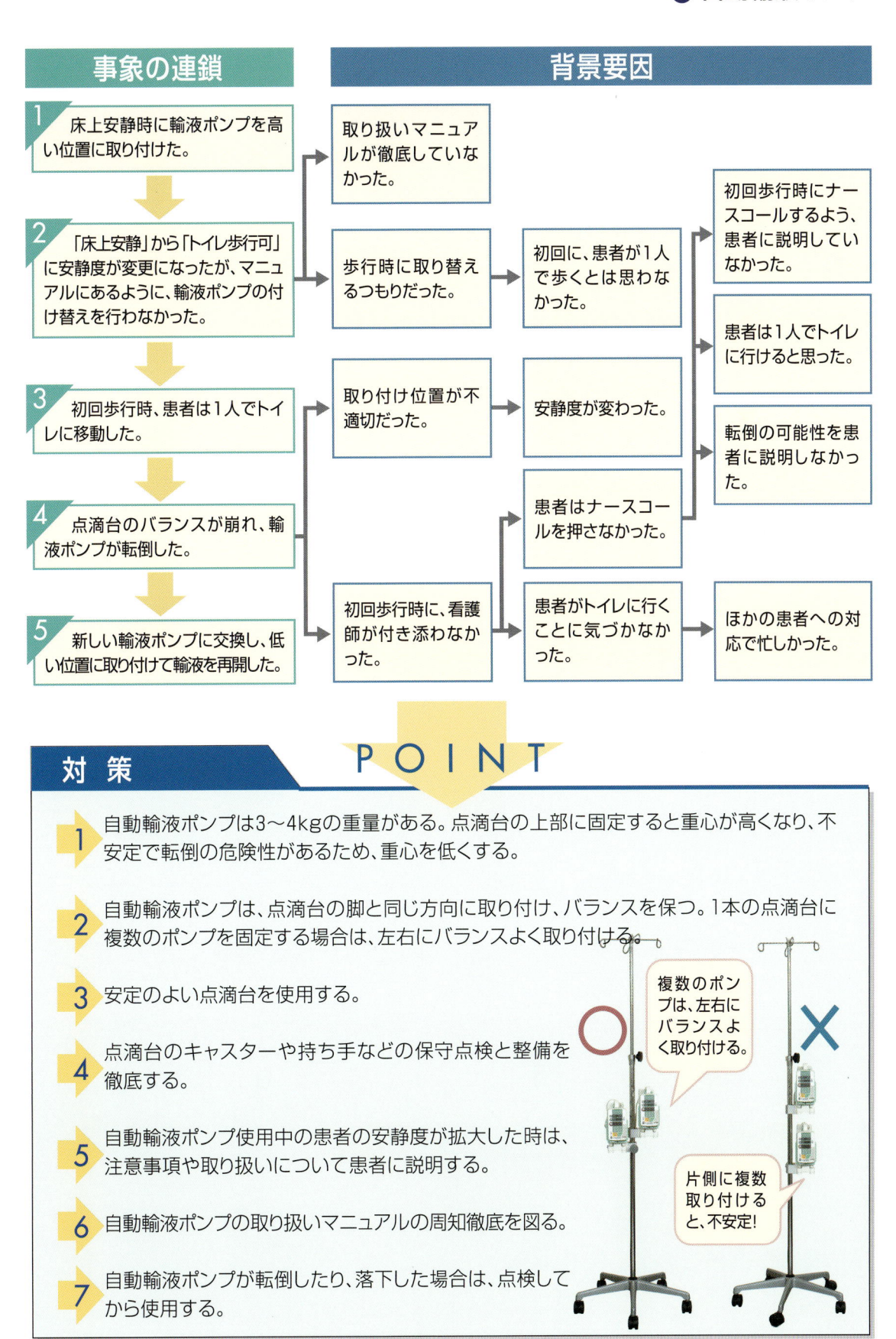

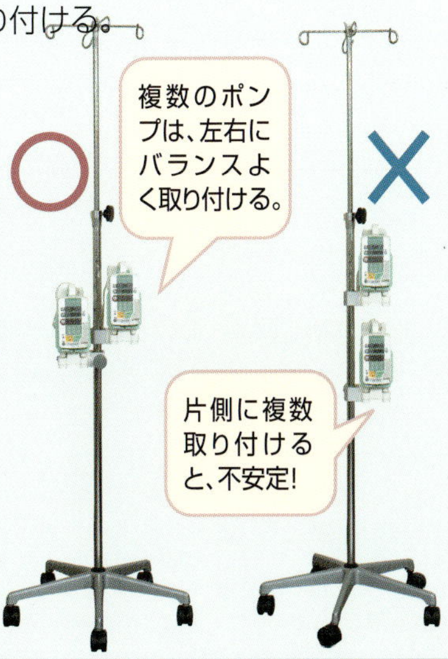

複数のポンプは、左右にバランスよく取り付ける。
片側に複数取り付けると、不安定!

シリンジポンプの落とし穴

過負荷アラーム後の急速投与

シリンジポンプを使用し、ヘルベッサー®50mg・生理食塩水50mLを5mL/hにて投与していた。残量がなくなったため、A看護師は三方活栓をOFFにしてシリンジを交換した。輸液再開後、過負荷アラームが鳴った。A看護師が、あわてて三方活栓を開けたところ、過負荷分の3mLが一気に急速投与されてしまった…。

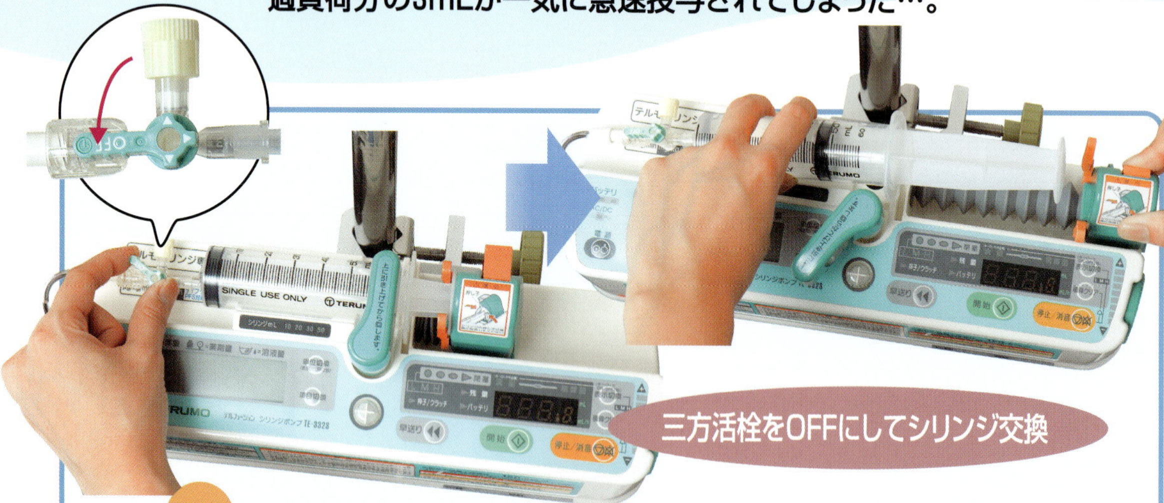

Ns A ● 残量が少なくなったため、三方活栓をOFFにしてシリンジを交換し、再開した。

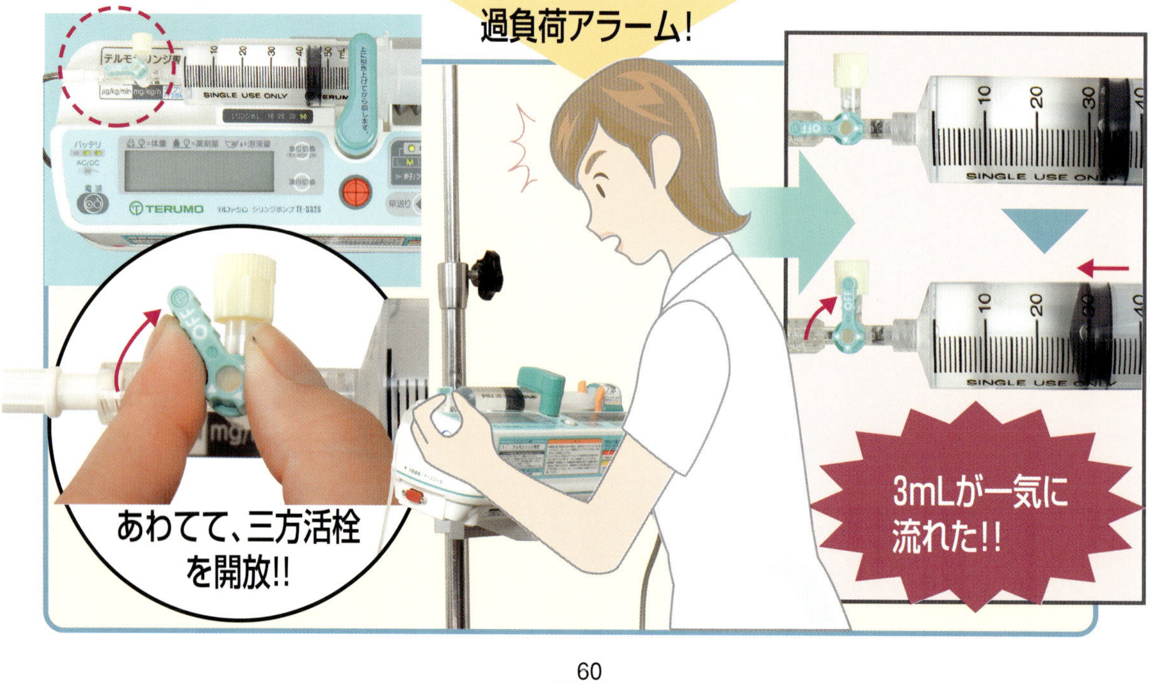

事象の連鎖

1 A看護師はシリンジポンプのシリンジを交換するため、三方活栓をOFFにした。

2 A看護師はシリンジを交換し、シリンジポンプの作動状況を確認した。
その際、三方活栓が開いていることを確認しなかった。

3 シリンジポンプの過負荷アラームが鳴った。A看護師が三方活栓を開けた。

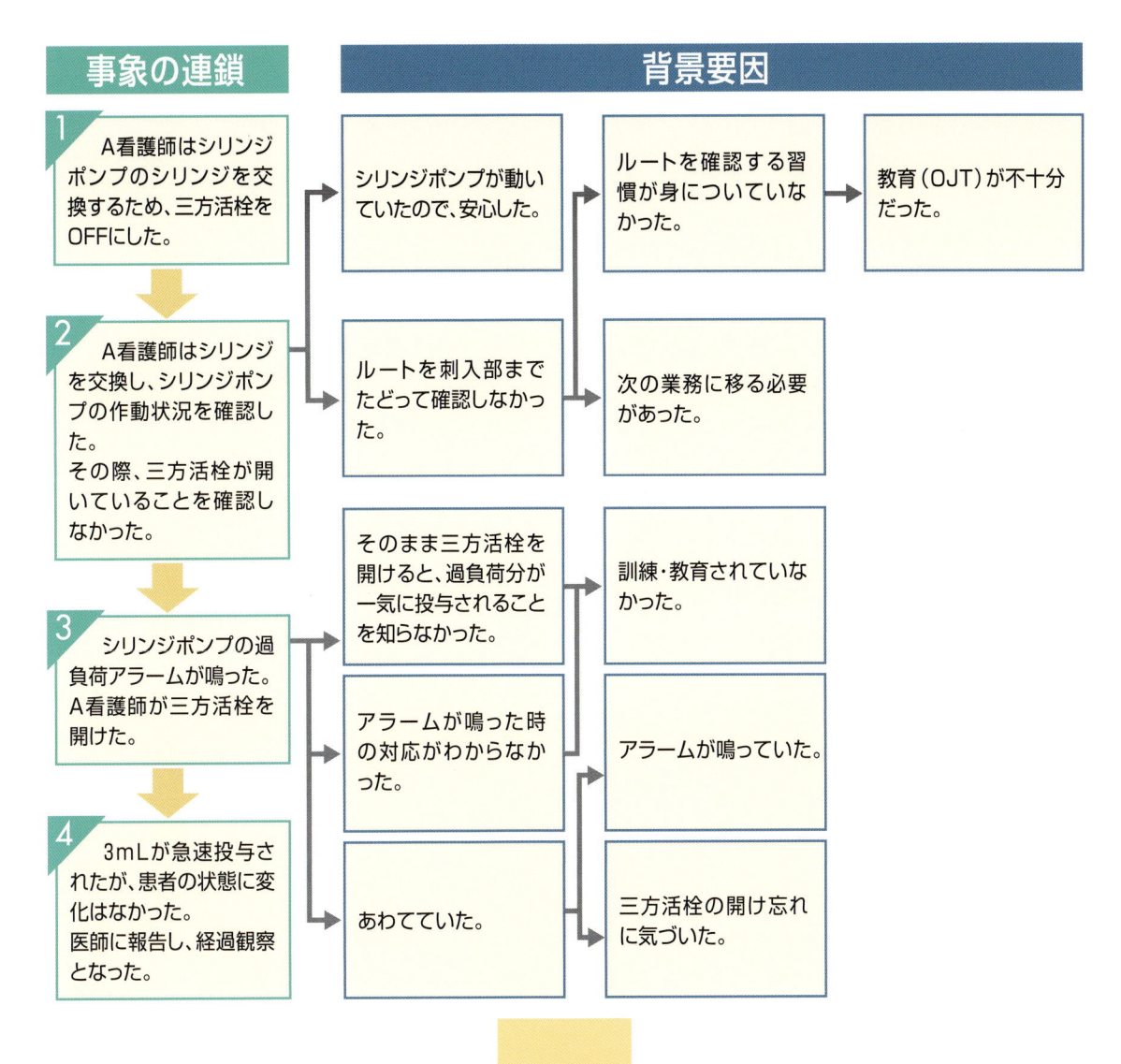

4 3mLが急速投与されたが、患者の状態に変化はなかった。
医師に報告し、経過観察となった。

背景要因

- シリンジポンプが動いていたので、安心した。 → ルートを確認する習慣が身についていなかった。 → 教育（OJT）が不十分だった。
- ルートを刺入部までたどって確認しなかった。 → ルートを確認する習慣が身についていなかった。／次の業務に移る必要があった。
- そのまま三方活栓を開けると、過負荷分が一気に投与されることを知らなかった。 → 訓練・教育されていなかった。
- アラームが鳴った時の対応がわからなかった。 → 訓練・教育されていなかった。
- あわてていた。 → アラームが鳴っていた。／三方活栓の開け忘れに気づいた。

対 策

POINT

1 過負荷アラームが鳴った時には、そのまま負荷を解除せず、いったん過剰薬液を廃棄してから再開する。

2 シリンジポンプは、常に押し子が押している状態であることを念頭に置く。

3 シリンジポンプ取り扱いマニュアルの周知徹底を図る。

4 シリンジポンプ使用時に、三方活栓はできるだけ使用しない。

5 シリンジポンプ開始時は、三方活栓の向きに注意する。

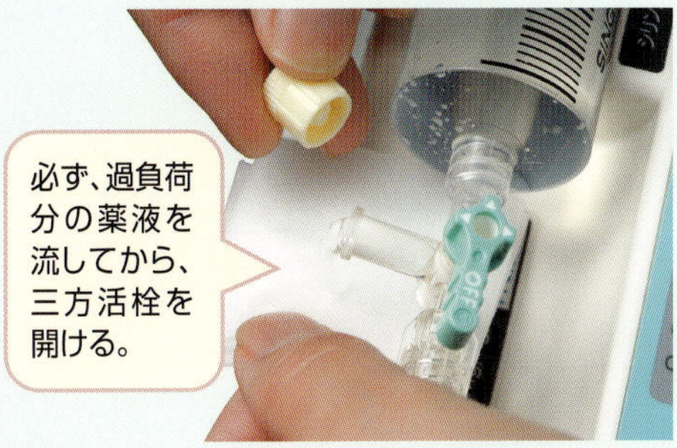
必ず、過負荷分の薬液を流してから、三方活栓を開ける。
OFF

シリンジポンプ使用時の観察

点滴刺入部も見落とさずに!

意識レベルⅡ-30の患者に、末梢ラインより降圧薬(サリペックス®)をシリンジポンプにて、5mL/hで持続投与していた。
夜勤のA看護師は、シリンジポンプが正常に作動していることを確認した。
日勤のB看護師は夜勤看護師の申し送り後、輸液ルートを確認し、刺入部が赤く腫脹しているのを発見した!

深夜

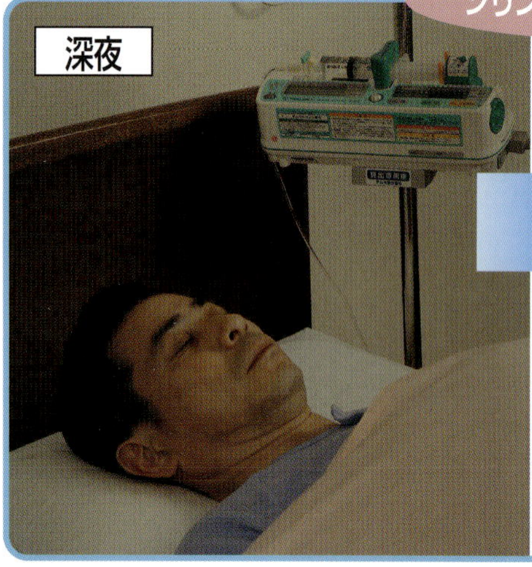

シリンジポンプのみ確認した!

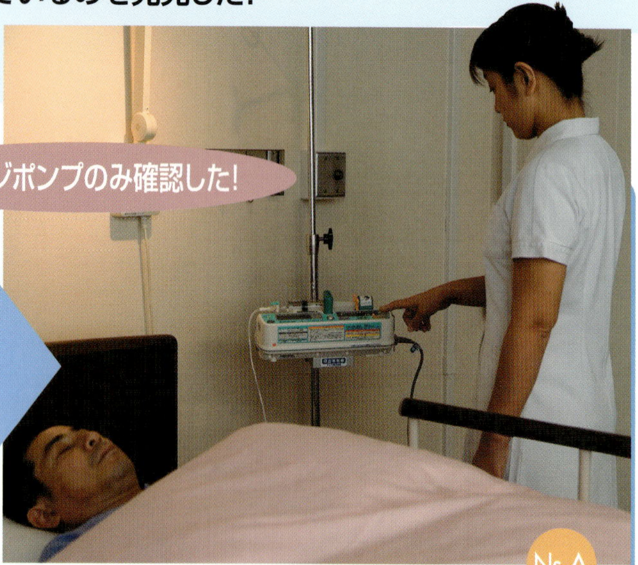

Ns A

- シリンジポンプが正常に作動していることを確認。
- 輸液ラインや刺入部の観察は行わなかった。

日勤

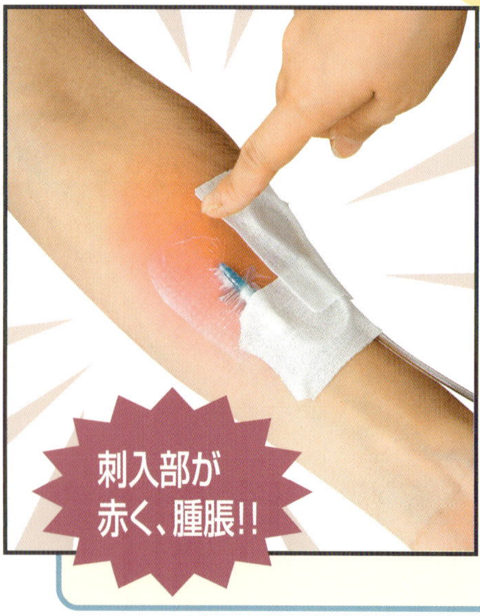
刺入部が
赤く、腫脹!!

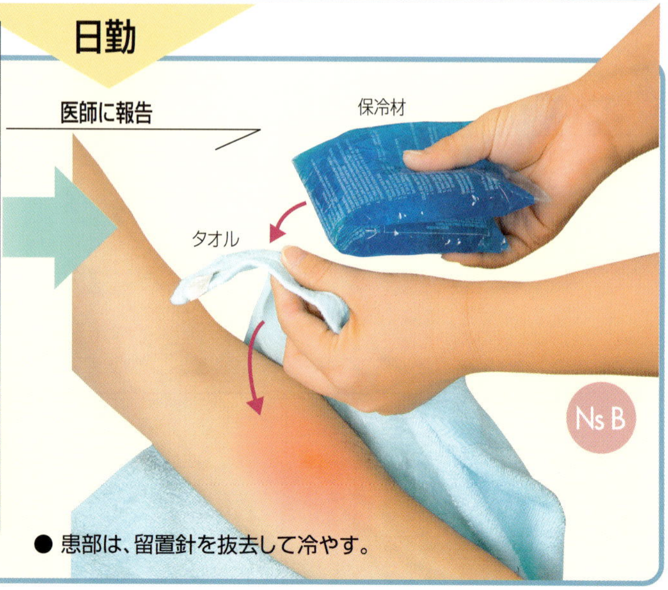
医師に報告
保冷材
タオル

Ns B

- 患部は、留置針を抜去して冷やす。

事象の連鎖

1. 意識レベルⅡ-30の患者に、末梢ラインより降圧薬（サリペックス）をシリンジポンプにて、5mL/hで持続投与していた。
2. 夜勤のA看護師は、シリンジポンプが正常に作動していることを確認したが、刺入部を観察しなかった。
3. A看護師は、輸液の血管外漏出に気づかなかった。
4. 日勤のB看護師が、刺入部が赤く腫脹しているのを発見した。
5. 留置針を抜去し、別の部位に刺入して輸液を継続した。
6. 腫脹している留置針抜去部を冷やした。

背景要因

- 輸液ルートをたどって確認することをしなかった。→ 夜間であり、患者の睡眠を妨げたくなかった。
- シリンジポンプを過信していた。
  - → 薬液の血管外漏出があれば、過負荷アラームが鳴ると思っていた。
  - → 流量が少ないと、過負荷アラームが鳴るまでに時間がかかることを知らなかった。→ シリンジポンプの特性などの共有化ができていなかった。
- 夜間は受け持ち患者が多く、多重業務だった。
- 患者からの訴えがなかった。→ 患者の意識レベルは、清明ではなかった。

対　策

POINT

1. シリンジポンプのアラームを過信せず、巡回時には夜間であっても刺入部の観察を行う。
2. 点滴持続投与中は、シリンジポンプの作動状況だけでなく、刺入部の発赤・腫脹・疼痛・熱感などの異常がないかを観察する。
3. シリンジポンプは、血管外へ輸液が漏れても、強制的に注入し続けるので注意する。

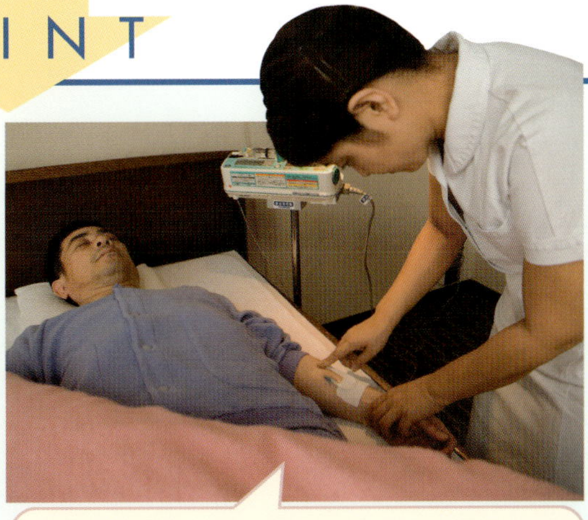

夜間であっても、刺入部→輸液ライン→シリンジポンプとたどって観察。

シリンジポンプの開始忘れ

早送りした後は、再開を確認!

人工呼吸器装着中の患者に、催眠・鎮静薬(ドルミカム®)をシリンジポンプを用いて、5mL/hにて持続投与していた。A看護師が気管内吸引を行った際、患者が手足を動かしたため、覚醒時の指示であるドルミカム2mLの早送りを行った。退室後、人工呼吸器の気道内圧上昇のアラームで再び訪室、シリンジポンプが停止したままであることに気づいた!

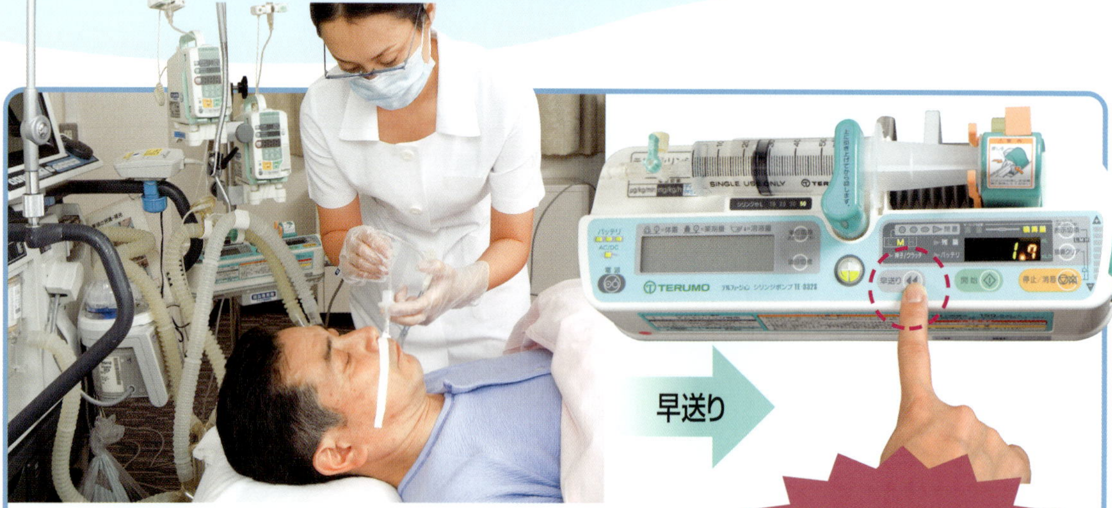

TERUMO
早送り
開始ボタンを押さずに退室した!!

Ns A ● シリンジポンプで催眠・鎮静薬(ドルミカム)を持続投与中の患者に気管内吸引を行ったところ、患者が手足を動かしたのでドルミカム2mLを早送りし、退室した。

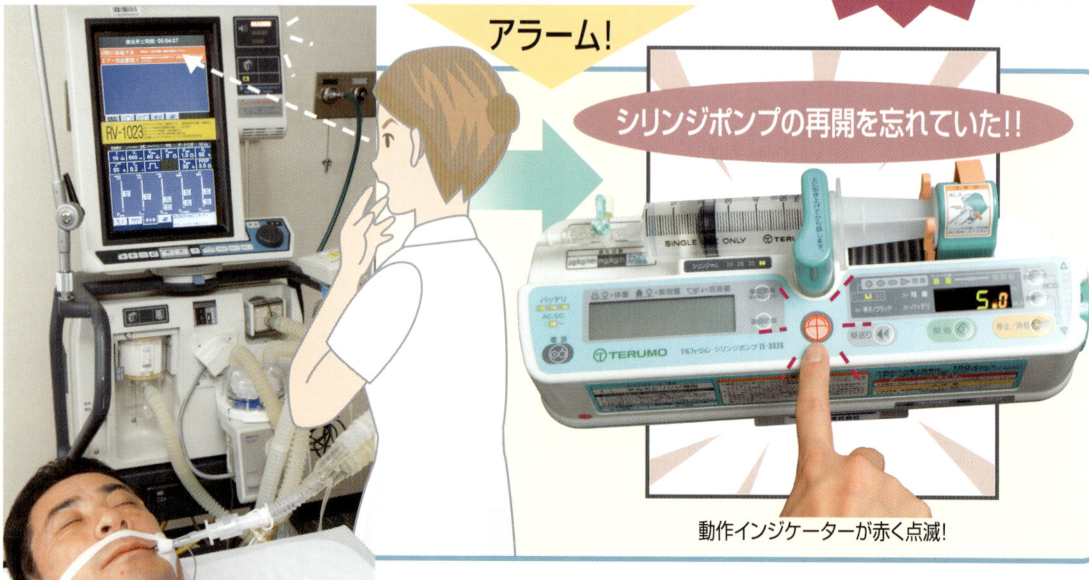

アラーム!
RV-1023
シリンジポンプの再開を忘れていた!!
TERUMO
動作インジケーターが赤く点滅!

事象の連鎖

1. 人工呼吸器装着中の患者に、催眠・鎮静薬（ドルミカム）をシリンジポンプを用いて、5mL/hにて持続投与していた。
2. A看護師が気管内吸引を行ったところ、体動があり覚醒気味だったので吸引を中止。覚醒時の医師の指示通り、ドルミカム2mLを早送りした。
3. 患者の体動が落ち着いたため、再度、気管内吸引を行った。
4. A看護師は、シリンジポンプを再開せずに、患者の元を離れた。
5. 人工呼吸器のアラームが鳴り、A看護師は再び訪室した。
6. シリンジポンプが再開されていないことに気づいた。

背景要因

- 患者が覚醒した。（← 2）→ 鎮静が不十分だった。
- シリンジポンプの開始ボタンを押し忘れた。（← 4）
  - → 気管内吸引とドルミカム投与量の調節という、2つの処置をしていた。
  - → 気管内吸引が無事終わり、ほっとした。
- 投与が再開されたことを確認しなかった。（← 4）
  - → 気管内吸引が無事終わり、ほっとした。
  - → 患者の体動が落ち着いたため、安心してしまった。

対策

POINT

1. シリンジポンプを早送りした後は、再度、輸液ルートを指差し確認し、流量の設定を確認してから開始ボタンを押す。
2. シリンジポンプが正常に作動している場合は、動作インジケーターが緑色に回転・点滅する。これを確認してから、患者の元を離れる。

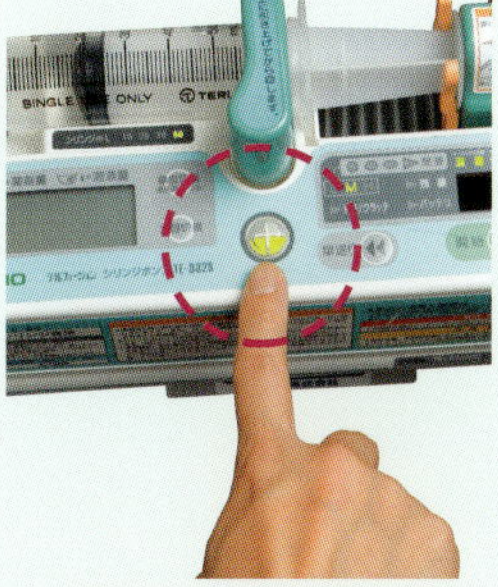

3. シリンジポンプの使用方法、注意事項についての教育を徹底する。
4. 可能であれば、早送りしなくてもよい薬剤コントロールを行う。

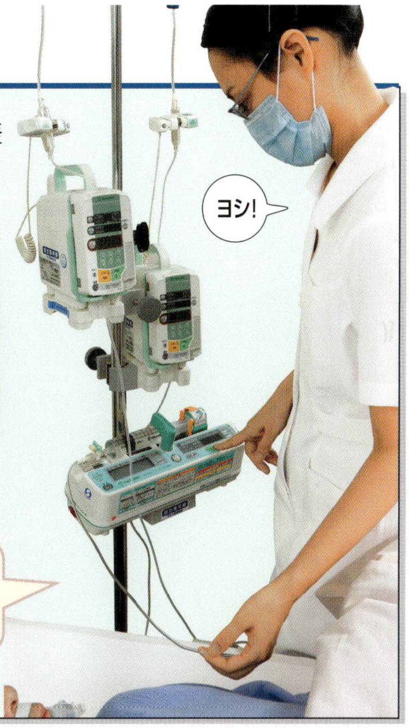

早送り後は、輸液ルートをたどって指差し確認、開始ボタンを押す!

シリンジポンプの流量設定

小数点の誤りで、血圧低下!

手術後の患者が帰室した。
患者は、手術中から亜硝酸薬（バソレーター®）2.0mL/hを投与していた。
病棟の看護師は、手術室のシリンジポンプを
病棟のシリンジポンプに交換した。
その際、設定を誤り、流量を20.0mL/hと入力した。
5分後に再度、訪室したところ、患者の血圧が90㎜Hgまで低下していた!

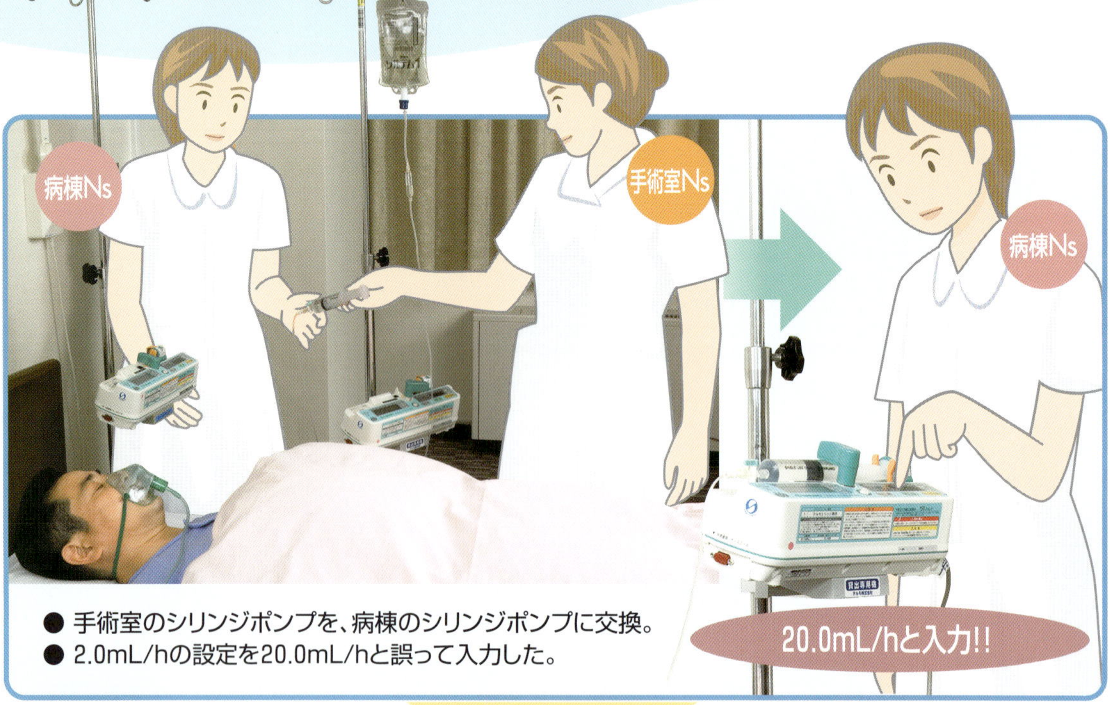
病棟Ns
手術室Ns
病棟Ns
20.0mL/hと入力!!

- 手術室のシリンジポンプを、病棟のシリンジポンプに交換。
- 2.0mL/hの設定を20.0mL/hと誤って入力した。

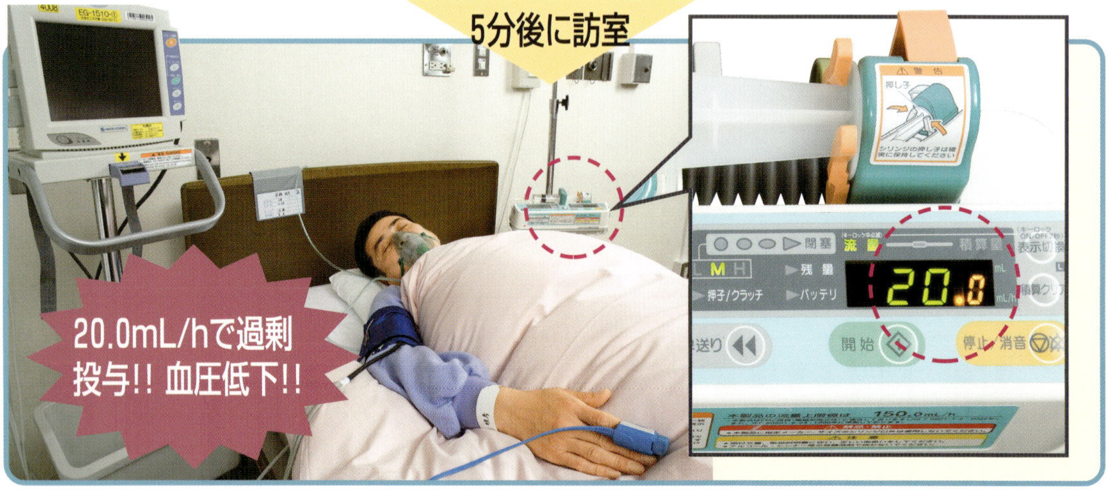
5分後に訪室
20.0mL/hで過剰
投与!! 血圧低下!!
押し子
閉塞
流量
積算量
残量
押子/クラッチ
バッテリ
20.0
開始
停止/消音

事象の連鎖

1. 病棟看護師は、手術室から帰室した患者のシリンジポンプを、病棟のシリンジポンプに交換した。
2. シリンジポンプを交換する際、2.0mL/hとすべき設定を20.0mL/hと入力した。
3. シリンジポンプによる薬液注入を開始した。
4. 病棟看護師が5分後に訪室したところ、患者の血圧が90mmHgに低下していた。
5. 医師に報告し、頻回に血圧測定を実施するよう指示を受けた。2.0mL/hに設定しなおし、注入を再開した。

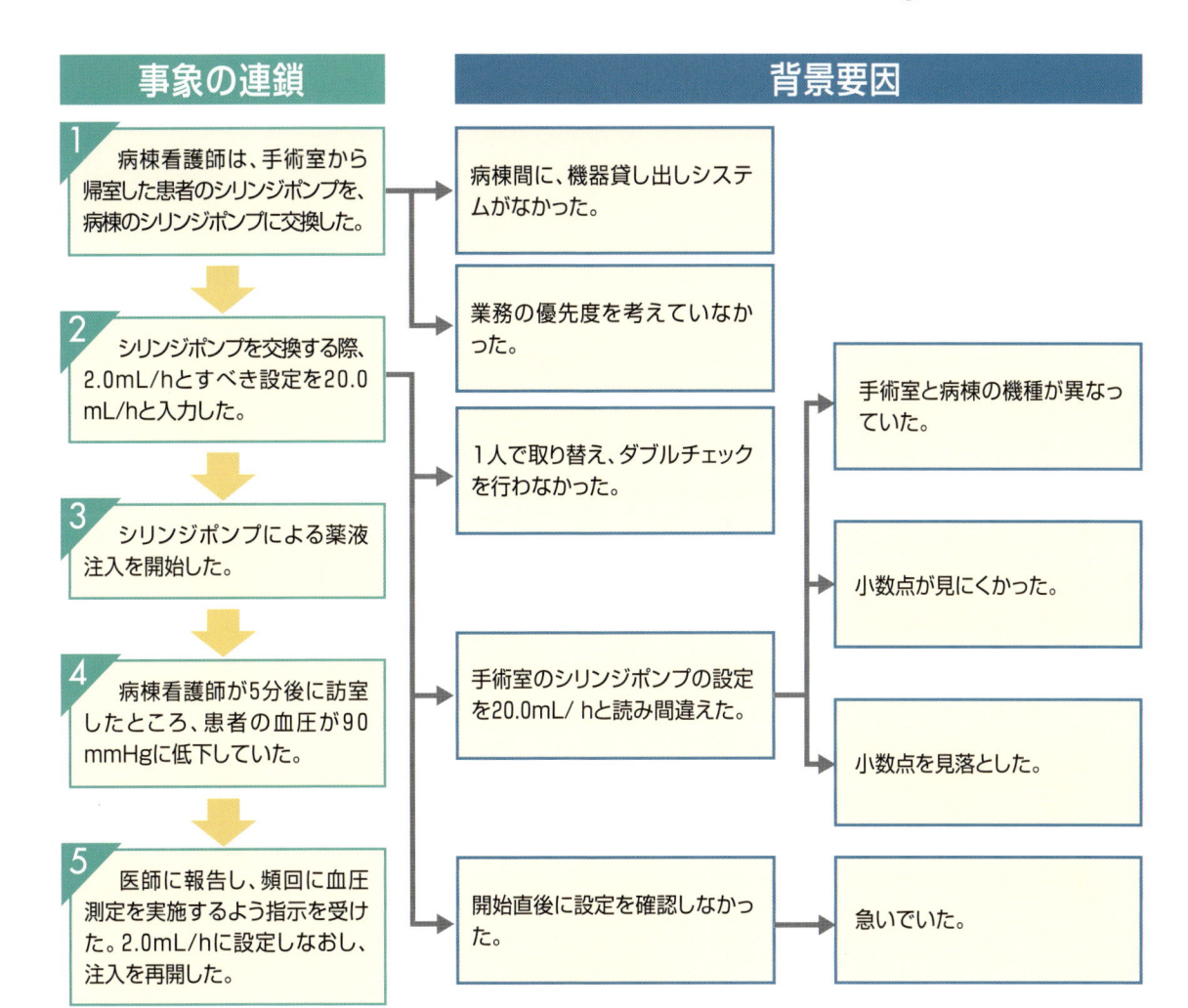

背景要因

- 1 → 病棟間に、機器貸し出しシステムがなかった。
- 1 → 業務の優先度を考えていなかった。
- 2 → 1人で取り替え、ダブルチェックを行わなかった。
- 2 → 手術室のシリンジポンプの設定を20.0mL/ hと読み間違えた。
  - → 手術室と病棟の機種が異なっていた。
  - → 小数点が見にくかった。
  - → 小数点を見落とした。
- 2 → 開始直後に設定を確認しなかった。
  - → 急いでいた。

POINT

対策

1. シリンジポンプは微量投与する薬剤を使用することが多いため、指示流量には細心の注意を払う。
2. シリンジポンプには、設定パネルの小数点が見にくい機種もあるため、注意する。

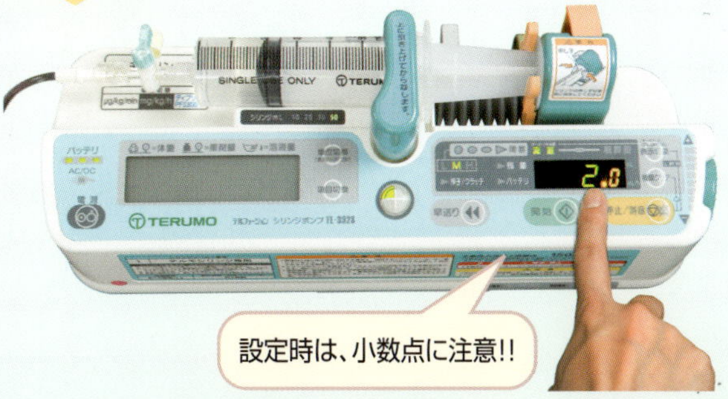

3. シリンジポンプ操作時は、集中して行う。多重業務により集中力が低下しないよう、適切な業務分担を行う。
4. 機器類は中央管理することが望ましく、各部署で継続使用できるようにする。
5. 業者に、機器類の設定をわかりやすいものにするよう改善を提案する。

気管内吸引の深さ、長さ

血性痰が吸引され、SpO_2が低下！

A看護師は人工呼吸器のアラームが鳴ったため、訪室。
気道内圧が上昇していたため、気管内吸引を実施した。
痰が多量に引けたため、さらに吸引チューブを深く挿入、吸引を続けた。
すると、痰の性状が淡血性に変化し、患者の顔面が
紅潮。動脈血酸素飽和度（SpO_2）が低下した！

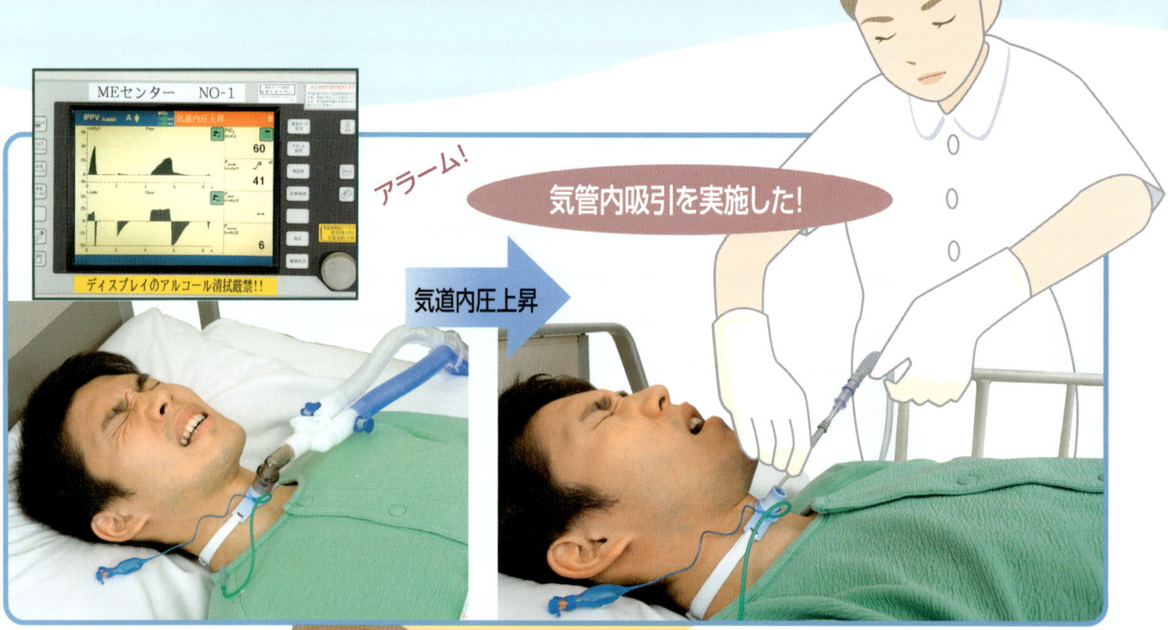
MEセンター NO-1
IPPV Assist
気道内圧上昇
ディスプレイのアルコール清拭厳禁!!
アラーム！
気管内吸引を実施した！
気道内圧上昇

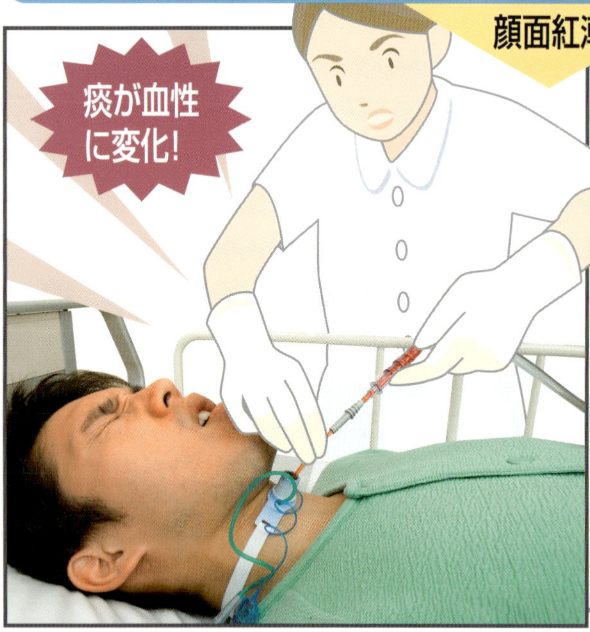
顔面紅潮
痰が血性に変化！

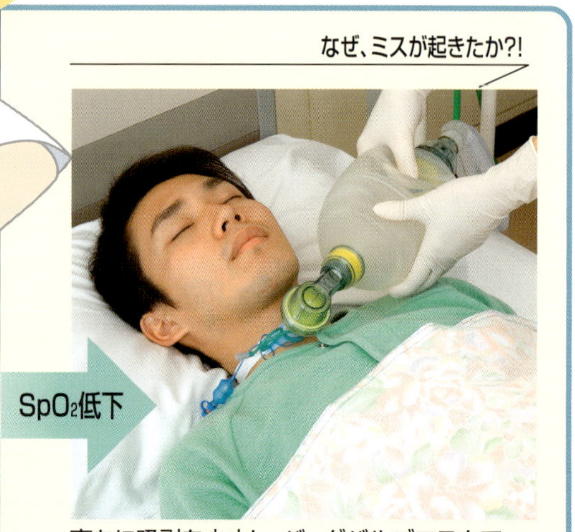
なぜ、ミスが起きたか?!
SpO_2低下

直ちに吸引を中止し、バッグバルブマスクで
換気を行った。

事象の連鎖

1 A看護師は、患者の人工呼吸器のアラームが鳴ったため、訪室したところ、気道内圧が上昇していた。

2 A看護師は、気管内吸引が必要と判断し、気管内吸引を実施した。吸引すると痰が多量に引けたため、吸引チューブをさらに深く挿入した。

3 A看護師は、長い時間、吸引した。

4 吸引を続けていると、痰の性状は淡血性に変化し、患者の顔面が紅潮した。SpO_2が低下したため、直ちに吸引を中止。バッグバルブマスクで換気を行った。SpO_2が上昇したところで、人工呼吸器を装着した。

背景要因

- 気道内圧が上昇しているのは、痰が気管チューブ内にたまっているためだと判断した。
- 吸引チューブを深く挿入すれば、痰がもっと引けると思った。
  - 入職時に教わった手技を行う上での注意事項を忘れた。
  - 深く挿入すると、気道粘膜を損傷することを知らなかった。
- 痰が引ききれなかった。
- 時間の感覚がなかった。
  - 手技に集中していた。
- SpO_2の変化を見る余裕がなかった。
  - 手技に集中していた。

POINT

対 策

1 気管内吸引は、適切なチューブを用い、適切な吸引圧で、適切な深さに挿入し、適切な時間内に行う。

2 気管内吸引は、SpO_2と心電図を十分に確認しながら行い、吸引後は痰の性状・量・色の観察も行う。

3 気管内吸引は、できるだけ看護師2名で実施する。1人は吸引を、もう1人は徒手加圧換気を行う。

4 気管内吸引に関する院内教育を徹底する。

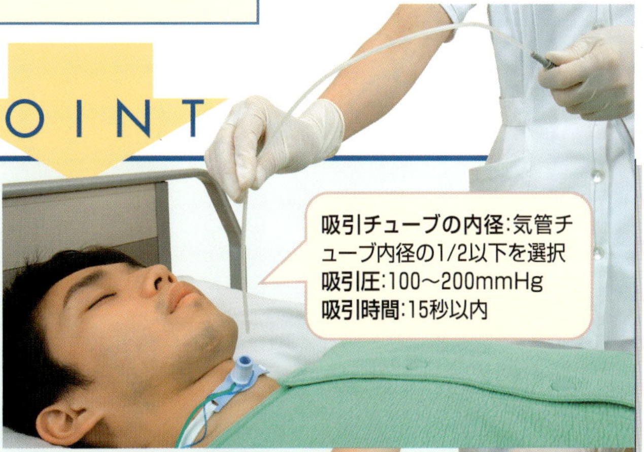
吸引チューブの内径:気管チューブ内径の1/2以下を選択
吸引圧:100~200mmHg
吸引時間:15秒以内

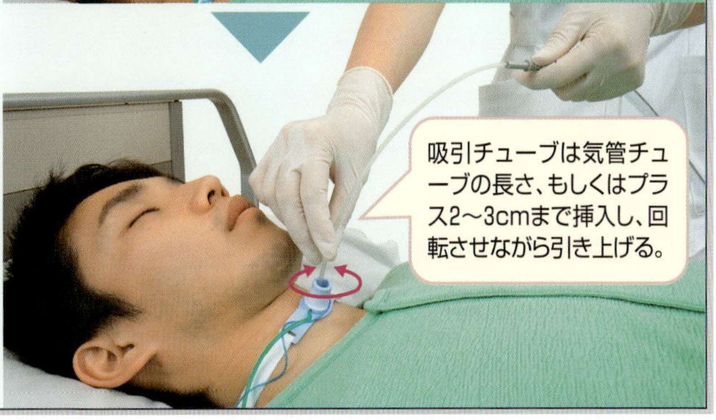
吸引チューブは気管チューブの長さ、もしくはプラス2~3cmまで挿入し、回転させながら引き上げる。

ベンチュリー機能付き加湿器

接続部が外れ、SpO_2が低下!

患者は、気管カニューレにベンチュリー機能付き加湿器（インスピロン®）を接続し、酸素投与を行っている。
A看護師は、患者が痰がらみの咳嗽をしていることに気づき、インスピロンを外し、気管内吸引を行って退室した。
モニターのアラームが鳴り、A看護師が再度訪室したところ、インスピロンが外れ、動脈血酸素飽和度（SpO_2）が低下していることを発見した!

ベンチュリー機能付き加湿器を用いた酸素投与

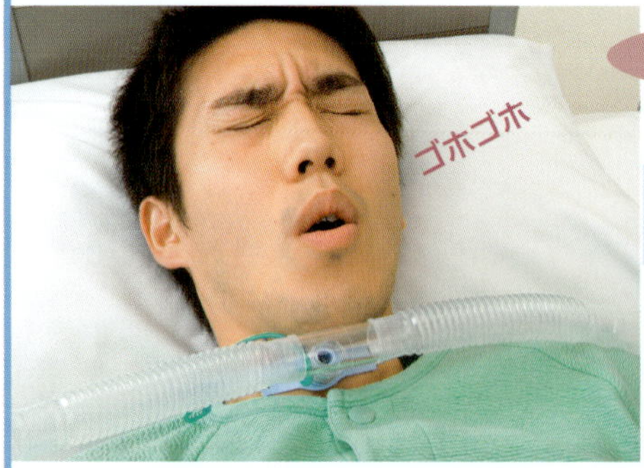
ゴホゴホ

Ns A

- インスピロンの接続を外し、気管内吸引を行った。
- 気管カニューレに再度、インスピロンを接続して退室した。

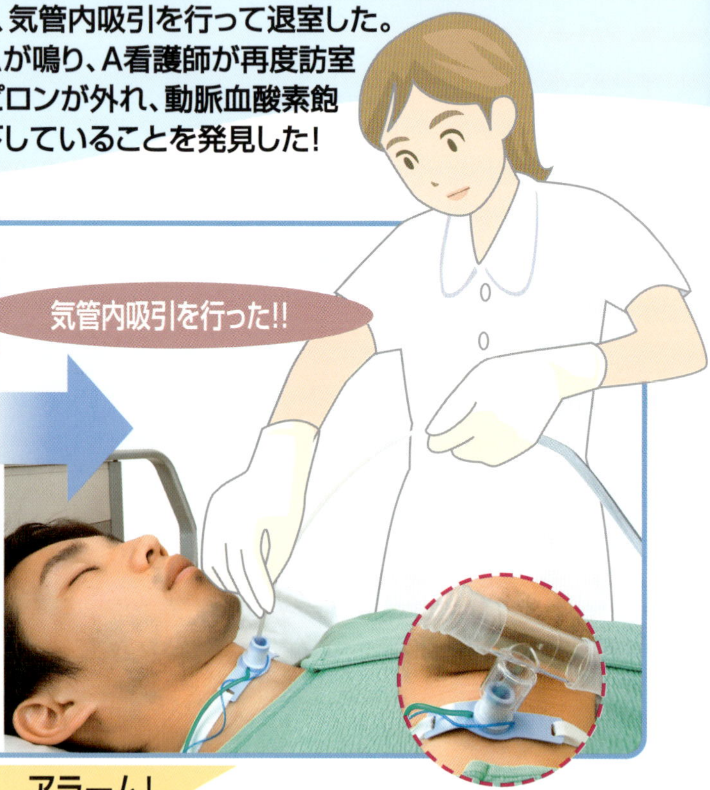
気管内吸引を行った!!

アラーム!

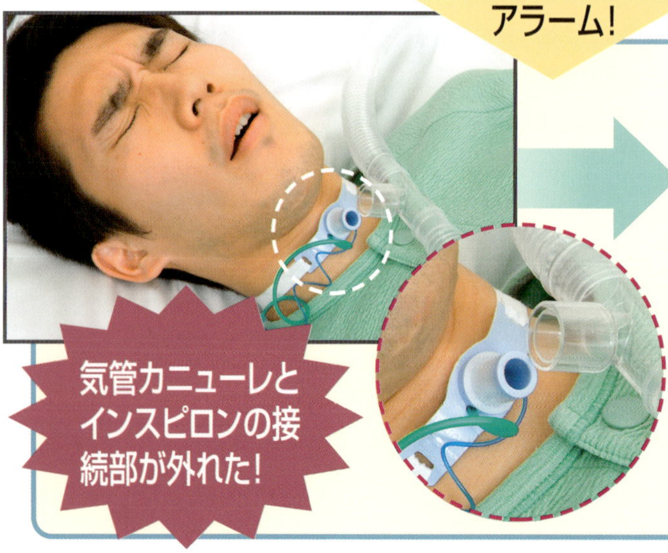
気管カニューレとインスピロンの接続部が外れた!

なぜ、ミスが起きたか?!

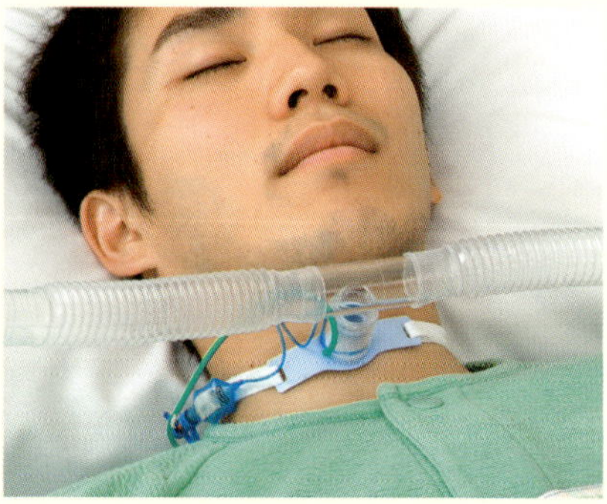

直ちに、インスピロンを接続。
SpO_2は上昇した。

事象の連鎖

1. A看護師は、インスピロンにより酸素投与中の患者が、痰がらみの咳嗽をしていることに気づいた。気管カニューレからインスピロンを外し、気管内吸引を行った。
2. A看護師は、気管内吸引終了後、インスピロンを気管カニューレに接続した。この際、しっかりと接続されていないことに気づかず、退室した。
3. 患者は咳嗽反射が強く、上半身が大きく動き、気管カニューレとインスピロンの接続部が外れてしまった。
4. SpO_2のアラームが鳴ったため、A看護師は再度訪室。インスピロンが外れ、SpO_2が低下していることに気づいた。
5. A看護師は、直ちにインスピロンを接続。SpO_2が上昇したため、人工呼吸器は装着せずに、酸素投与を継続した。

背景要因

- 気管内吸引後、接続部や蛇管の位置を確認しなかった。
  - 痰が吸引できてほっとした（目的を達成した）。
  - 一行為一確認が、習慣化されていなかった。
  - 強い咳嗽や体動により、接続部が外れる危険性を予測できなかった。
  - ほかの患者の点滴交換で焦っていた。
- 吸引することだけに気をとられていた。
  - 患者が苦しそうに咳嗽をしていた。
- 患者に応じて、蛇管の位置や長さを調節しなかった。
  - 患者の可動域を把握していなかった。
- インスピロン使用時の注意点を考慮した固定ではなかった。
  - 知識・経験が不足していた。

対策

POINT

1. インスピロン使用時の手順や注意点を手順書で確認することを指導する。
さらに、手順や注意点を考慮しながら繰り返し実践していくことで、適切な看護技術を身につけるよう指導する。
2. インスピロンの接続部は、体動や牽引で外れやすい。患者の体動や体位に合わせた位置や長さをその都度工夫する。
3. インスピロンは、ウォータートラップの貯留水の重みで接続が外れやすくなる。吸引や体位変換の際、貯留量の確認と排液を適宜、行う。
4. インスピロン使用中は、SpO_2モニターを装着し、接続部の外れを早期に発見する。

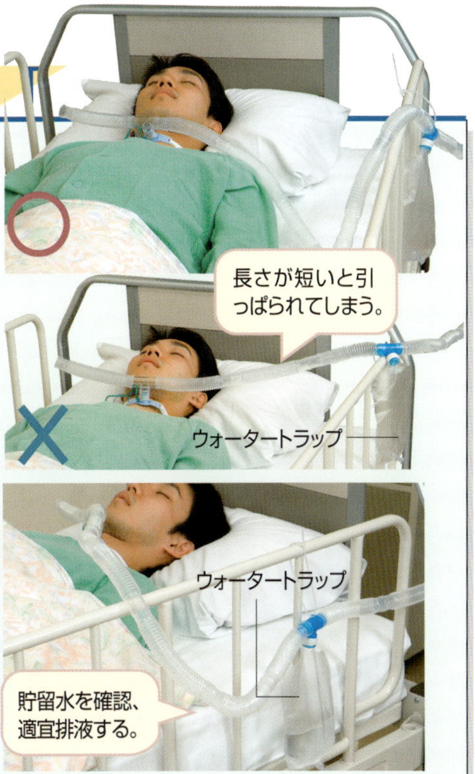
長さが短いと引っぱられてしまう。
ウォータートラップ
ウォータートラップ
貯留水を確認、適宜排液する。

気管挿管中の患者の口腔ケア

気管チューブが抜けかけてしまった!

A・B看護師は、気管挿管中の患者の口腔ケアを実施していた。
B看護師は緊急入院の手伝いのため、その場を離れた。
患者に首振り動作や嚥下反射が多くみられたが、A看護師は1人で口腔内洗浄、気管チューブの口角移動、固定を行った。
B看護師が戻り、チューブが抜けかけていることを発見した…。

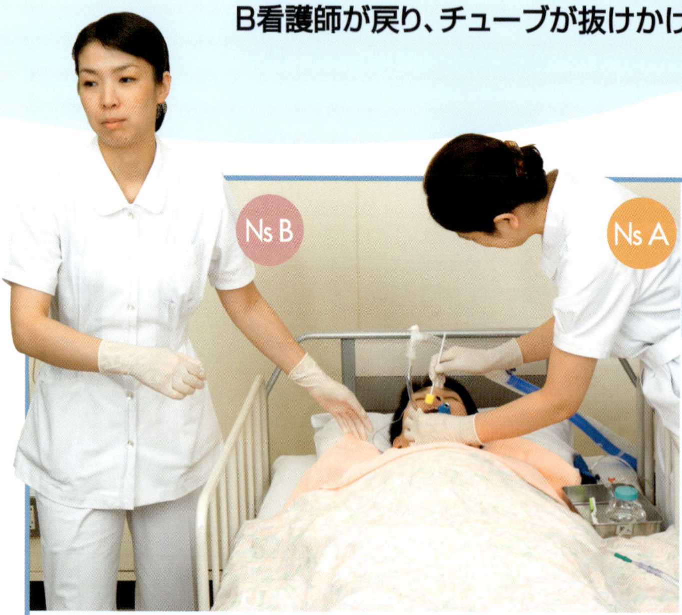

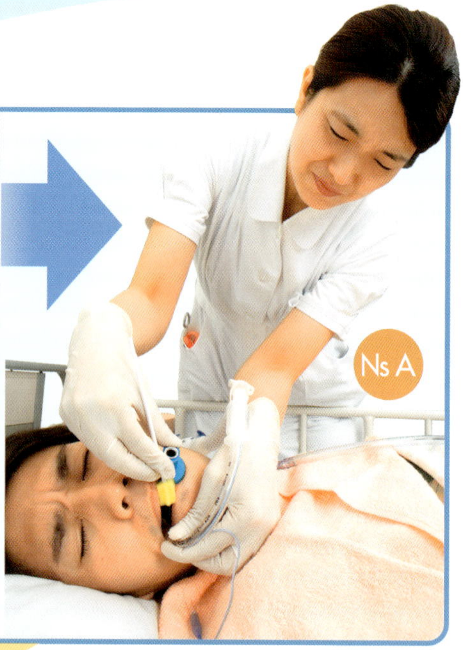

- 気管挿管中の患者の口腔ケアを実施していた。
- B看護師が途中でその場を離れ、A看護師が1人で続けた。

口腔ケア終了

首振りや嚥下反射が多かった!

口腔内では…

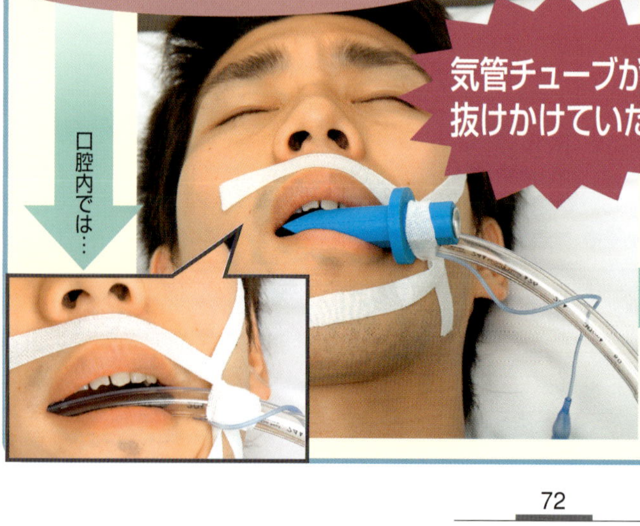

気管チューブが抜けかけていた!!

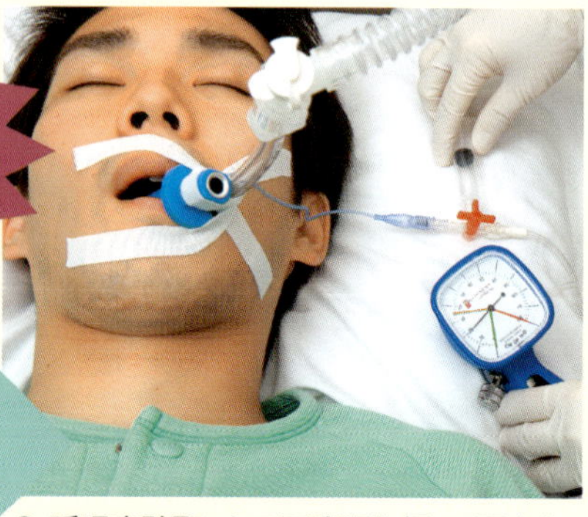

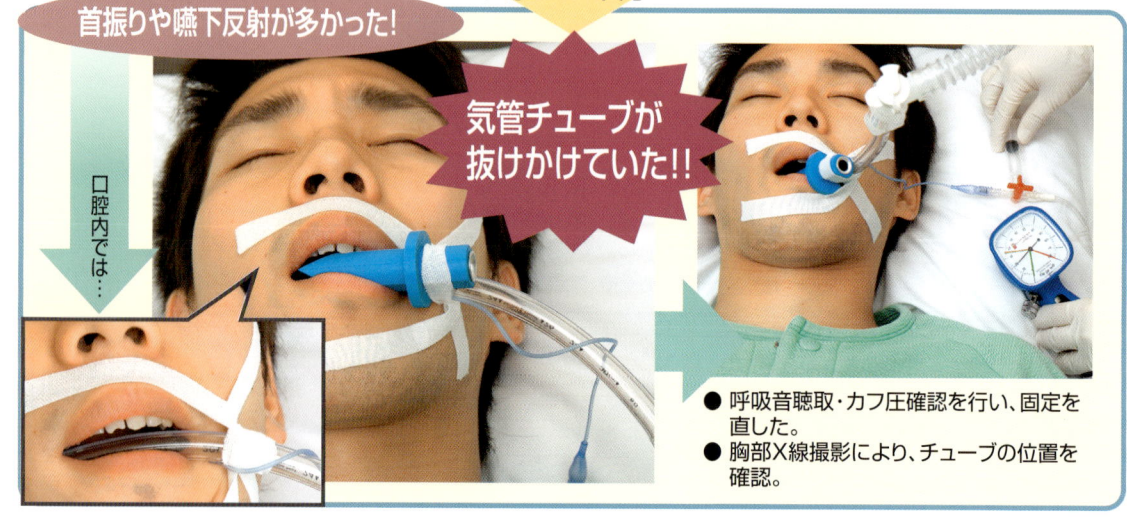

- 呼吸音聴取・カフ圧確認を行い、固定を直した。
- 胸部X線撮影により、チューブの位置を確認。

事象の連鎖

1 A・B看護師は気管挿管中の患者の口腔ケアを実施していた。A看護師は口腔内洗浄を、B看護師は気管チューブの固定とバイトブロックの移動を行っていた。

2 B看護師は緊急入院の手伝いに呼ばれ、その場を離れた。

3 患者に首振り動作や嚥下反射が多くみられるようになったが、A看護師は1人で口腔内洗浄後、口腔内のチューブの状態を観察せず、反対側の口角にチューブを移動。チューブとバイトブロックの固定を行った。

4 しばらくして、B看護師がかけつけてみると、口腔内にチューブのたるみがみられ、チューブが抜けかけていた。

5 B看護師は呼吸音の聴取、カフ圧の確認を行い、固定を直した。その後、胸部X線撮影を行い、気管チューブの位置を確認した。

背景要因

- 業務が重複してしまった。
- A・B看護師は、患者に動きがなかったため、1人でできると思った。
  - 口腔ケアは2人で行うというルールが、徹底されなかった。
- A看護師は、首振りや嚥下反射により気管チューブが抜けてくる可能性を予測できなかった。
  - 首振りや嚥下反射があったため、焦っていた。
  - 手技に集中していた。
  - 知識・経験が不足していた。
- A看護師は、気管チューブを反対側の口角に移動する際、口腔内にチューブのたるみがないか確認する決まりを守らなかった。
  - 口腔ケアマニュアルが活用されていなかった。
- 患者に動きがあったが、A看護師が1人で行った。
  - 1人でできると思った。
  - B看護師は、緊急入院の対応をしていた。

対策

POINT

1 気管挿管中の患者の口腔ケアは、基本的に2人で行う。1人が口腔内洗浄を、もう1人が気管チューブの固定を行う。
口腔ケア前後には、必ずカフ圧を確認する。ケア中は一時的にカフ圧を上げ、洗浄液の流れ込みを回避する。ケア後はカフ圧を元に戻す。

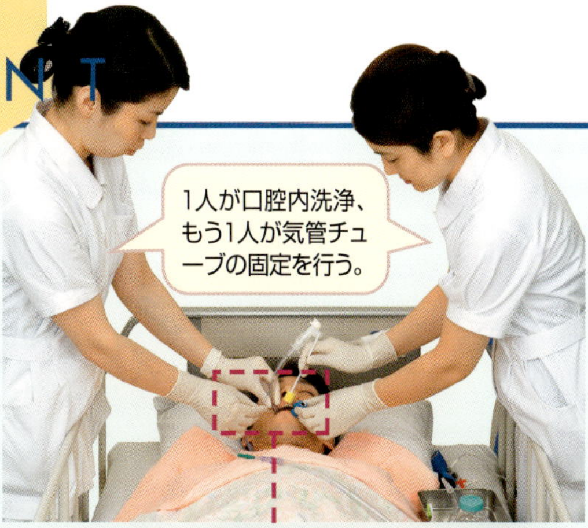
1人が口腔内洗浄、もう1人が気管チューブの固定を行う。

2 気管チューブの反対側口角への移動時は、口腔内のチューブに指を添え、チューブにたるみがないよう注意する。

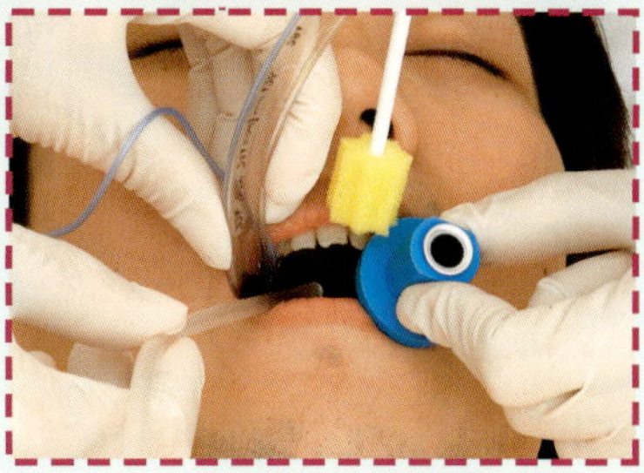

3 患者の状態に合わせて安全に実施できるよう、ケースカンファレンスを行い、固有の方法を共有する。

4 口腔ケアマニュアルは、ベッドサイドに置いて活用する。

気管チューブの再挿入

食道挿管になっていた!

ウィニング中・気管挿管中の患者の体動が激しく、
A看護師が訪室したところ、気管チューブが5cmほど抜けかけていた。
患者は自発呼吸、努力様呼吸であり、動脈血酸素飽和度（SpO_2）は
保っていた。A看護師は、あわててチューブを5cmほど再挿入した。
その後、SpO_2が低下。
胸部X線撮影で確認したところ、食道挿管になっていた。

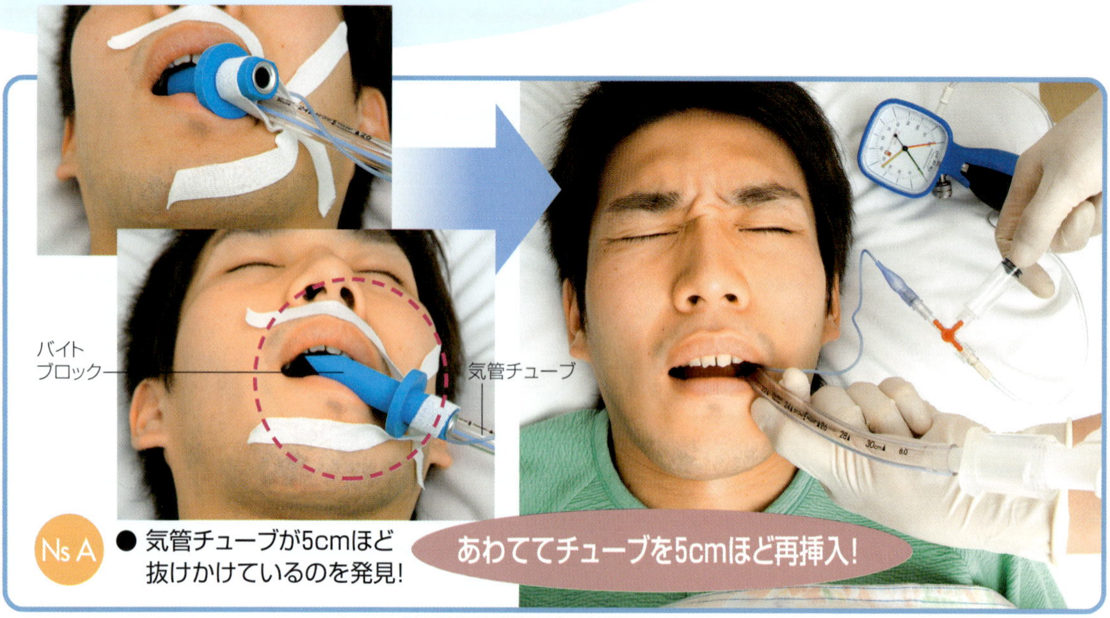
バイトブロック
気管チューブ
Ns A
● 気管チューブが5cmほど抜けかけているのを発見!
あわててチューブを5cmほど再挿入!

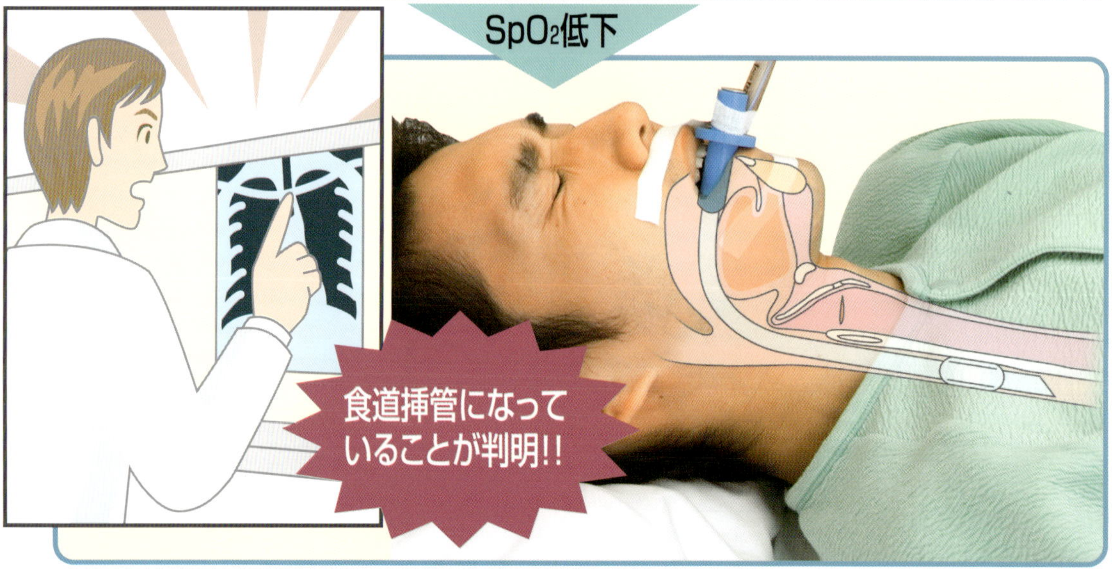
SpO2低下
食道挿管になっていることが判明!!

事象の連鎖

1 ウィニング中・挿管中の患者の体動が激しく、首振り、起き上がり動作が目立ったため、頻回に訪室していた。

2 訪室の際、気管チューブ固定の絆創膏が緩んでいたが、そのまま放置した。

3 A看護師が訪室すると、気管チューブが5cmほど抜けかけていたため、あわててカフの空気を抜き、5cm再挿入、固定した。

4 呼吸音の確認、胸部X線撮影による気管チューブの位置確認を行わなかった。

5 患者のSpO_2が低下したが、A看護師は原因がわからず、医師に報告した。

6 胸部X線撮影で気管チューブの位置を確認したところ、食道挿管になっていた。直ちに、医師が気管チューブを挿入し直し、SpO_2は元に戻った。

背景要因

気管チューブが抜けてくる可能性を予測しなかった。

- カフで気管チューブの位置は固定されているため、大丈夫だと思った。
- 気管チューブの構造を十分に理解していなかった。

業務が重なっていたため、後で固定の確認をしようと思った。

自己判断で5cm再挿入した。

- 元に戻さなければという意識があった。
- 気管チューブの自己抜去などの危険を予測していたが、抜けかけているチューブを見て焦った。

気管チューブを再挿入した際、食道挿管になる可能性を予測できなかった。

気管チューブ挿入または再挿入時の知識が不足していた。

- 気管チューブが抜けかけた時の対応を十分に理解していなかった。
- 看護師が気管チューブの挿入位置を変えてはいけないこと、その危険性を知らなかった。

対策 POINT

1 気管チューブの固定が緩んだ時には、その時点でカフ圧、チューブ位置、呼吸音の確認を行い、直ちに固定を直してトラブルを回避する。

2 気管チューブの挿入、再挿入は看護師は行わない。

3 気管チューブ挿入時は、聴診による呼吸音の確認、胸部X線撮影によるチューブ位置の確認を必ず行う。

4 気管チューブの構造、挿管中のチューブ管理、抜けかけた時の対応などを教育する。

5 気管挿管のトラブル事例をもとに、インシデントカンファレンスを行い、対策を共有する。

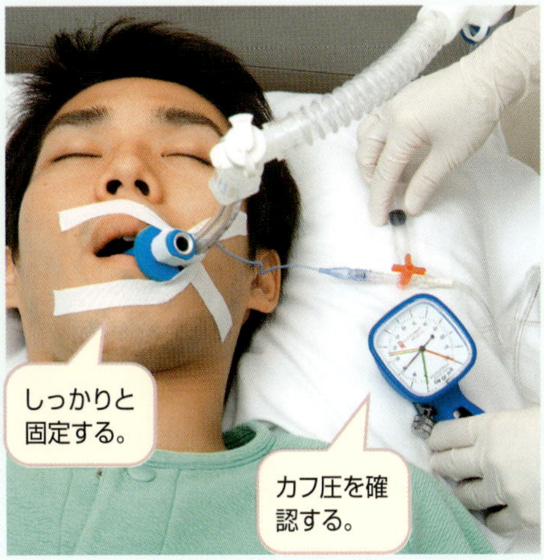
しっかりと固定する。
カフ圧を確認する。

人工呼吸器は加湿が大事

痰の濃縮、気管チューブ閉塞に注意!

午前中、A看護師は気管挿管を行った患者に、人工呼吸器を装着した。
人工呼吸器を扱うのは2回目であった。
午後になり、人工呼吸器のアラームが鳴り、先輩のB看護師が吸引を行った。
B看護師は加湿器の電源が入っておらず、
痰が硬くなっているのを発見した・・・。

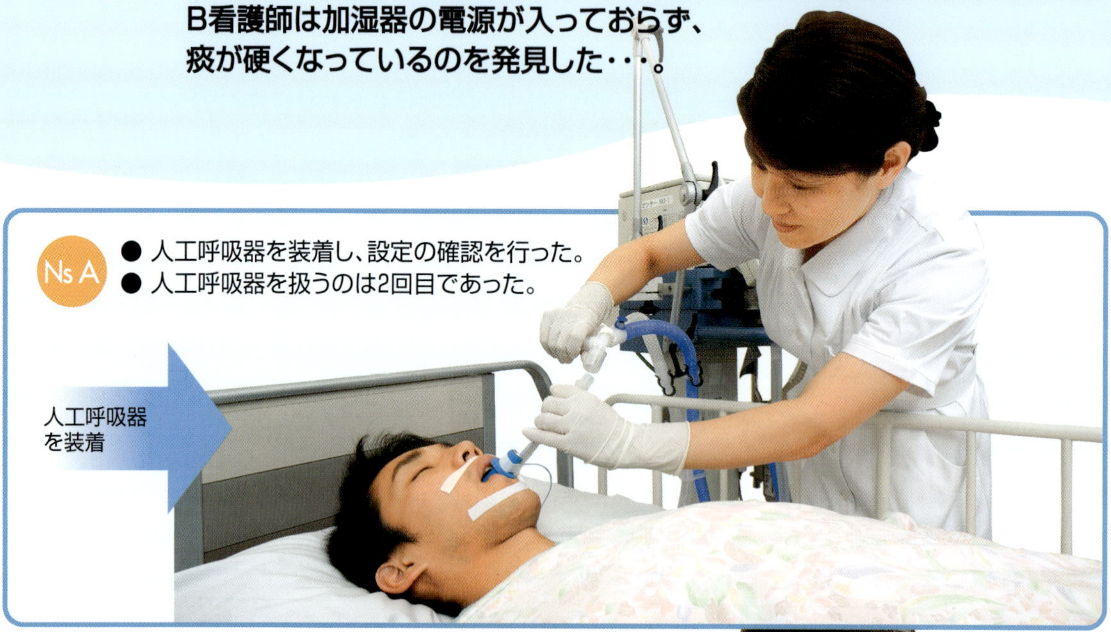
Ns A
● 人工呼吸器を装着し、設定の確認を行った。
● 人工呼吸器を扱うのは2回目であった。
人工呼吸器
を装着

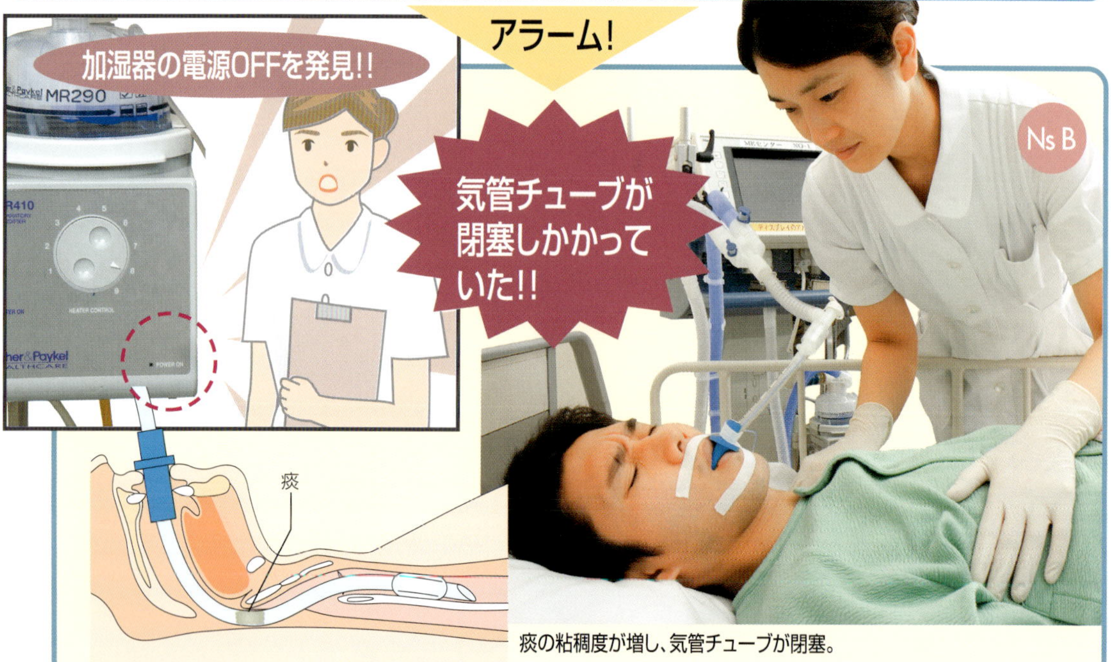
加湿器の電源OFFを発見!!
MR290
アラーム!
気管チューブが
閉塞しかかって
いた!!
Ns B
痰
痰の粘稠度が増し、気管チューブが閉塞。

事象の連鎖

1 午前中、A看護師が気管挿管をした患者に人工呼吸器を装着し、設定の確認を行った。

2 加湿器の電源をONにしなかった。

3 その日の午後、A看護師は人工呼吸器の回路内に水滴がないことに気づいたが、患者の呼吸状態に変化がなかったため、様子を見ることにした。

4 人工呼吸器のアラームが鳴り、先輩のB看護師が訪室すると、蛇管が冷たく、加湿器を見ると電源がOFFになっていた。

5 痰の粘稠度が増し、気管チューブが閉塞しかかっていたため、すぐに吸引を行った。

背景要因

- 人工呼吸器の電源と加湿器の電源が別になっていることを知らなかった。
  - → 人工呼吸器使用時のチェックリストを確認しなかった。
  - → 加湿器の電源の位置を知らなかった。
- 加湿器の作動状態を確認しなかった。
  - → 人工呼吸器使用時のチェックリストを確認しなかった。
  - → ほかに業務が重なっていた。
- 回路内に水滴がないことに気づいたのに、ほかの看護師に確認せず、自己判断を行った。
  - → 周囲にサポートしてくれる先輩看護師がいなかった。
  - → 回路内に水滴がない=加湿されていない=痰が詰まり気管チューブが閉塞する、という知識が不足していた。
- 人工呼吸器装着中のチェックリストを確認しなかった。
  - → すぐに確認できる所にチェックリストがなかった。

対策

POINT

1. 人工呼吸器を扱う時は、チェックリストを活用する。
2. チェックリストは、すぐに活用できる場所に設置する。
3. 人工換気中に加湿が不足すると、気道粘膜の乾燥や気道分泌物の濃縮だけでなく、肺胞虚脱、無気肺、感染などを引き起こす可能性があることを十分に理解する。
4. 人工呼吸器の扱いに慣れていない場合は、1人では対応しない。
5. 医師・ME・看護師で、人工呼吸器取り扱いのシステムを作る。

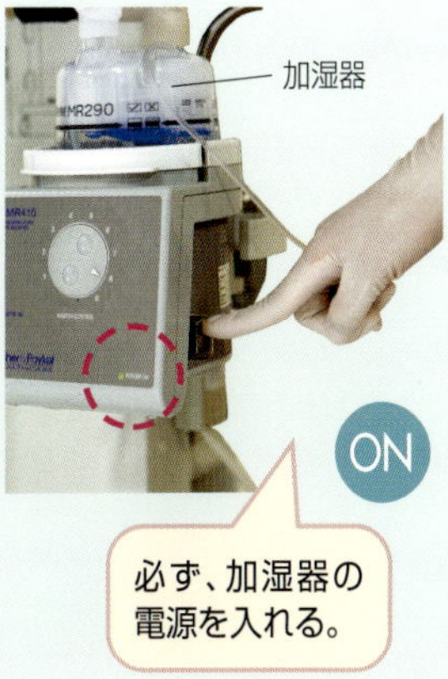
加湿器
ON
必ず、加湿器の電源を入れる。

注意! 人工鼻を使用する場合は、加湿器は使用しない。

人工呼吸器離脱中の観察

自己抜去の危険性に注意!

患者は鎮静薬を減量し、人工呼吸器からの離脱を図っていた。
低換気アラームが頻回に鳴り、そのたびに訪室したA看護師は、
刺激を与えて自発呼吸を促していた。
再びアラームが鳴り、A看護師が訪室すると、
患者は気管チューブを手で抜きかけていた!

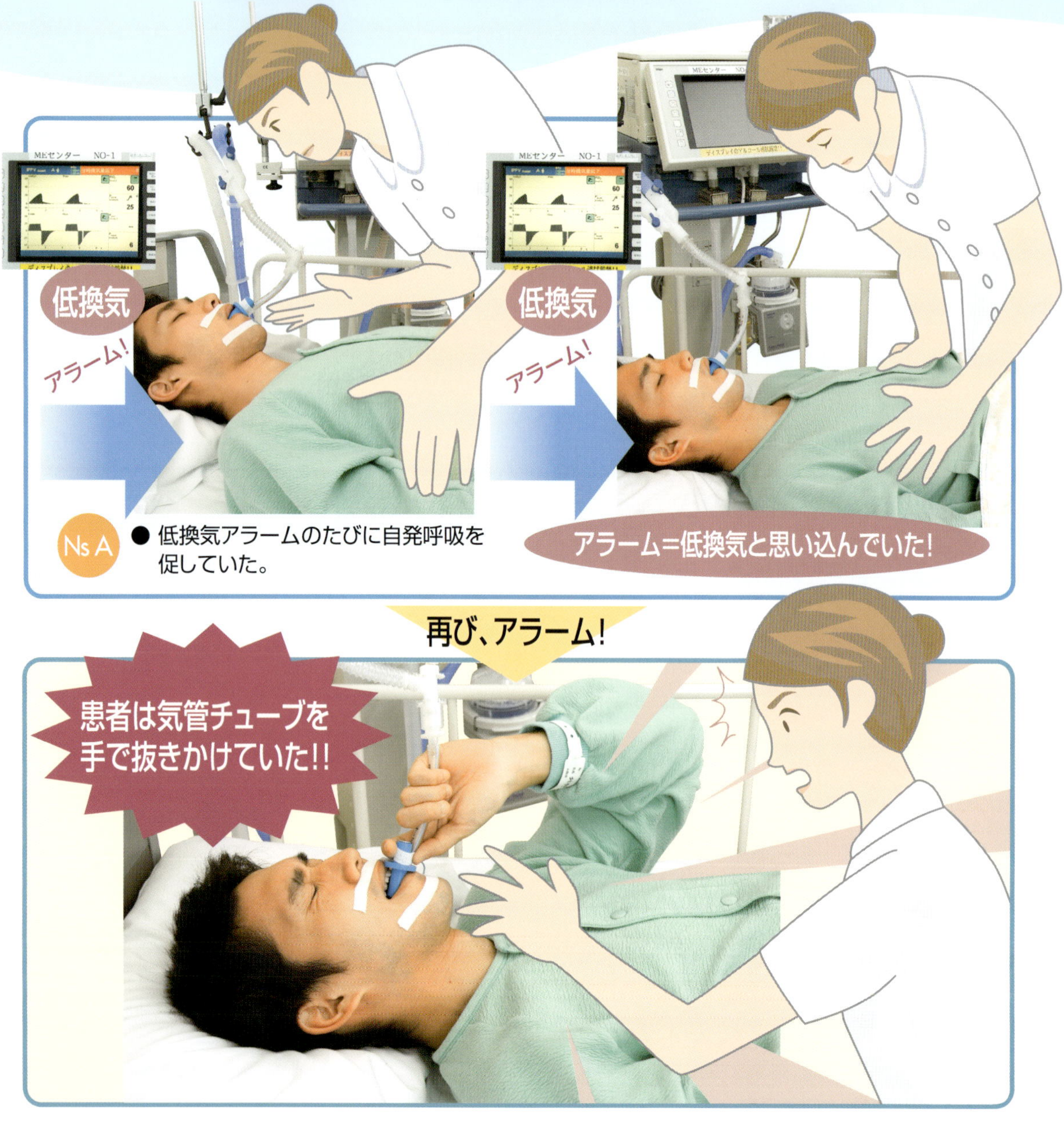
低換気
アラーム!
低換気
アラーム!
Ns A
● 低換気アラームのたびに自発呼吸を促していた。
アラーム=低換気と思い込んでいた!
再び、アラーム!
患者は気管チューブを手で抜きかけていた!!

事象の連鎖

1. 鎮静薬を減量し、人工呼吸器からの離脱を図っている患者のアラームが鳴った。
2. アラームの原因は低換気だと思い込んでいた。
3. A看護師が訪室すると、低換気アラームが鳴っていた。呼吸回数が少なかったため、刺激を与えて自発呼吸を促した。
その後も頻回にアラームが鳴り、同様の対応を行った。
4. アラームが鳴り訪室すると、患者は気管チューブを手で抜きかけていた。
5. A看護師は、直ちに気管チューブの位置、自発呼吸の有無、呼吸音、1回換気量、カフ圧、バイタルサインを確認後、医師に報告した。

背景要因

- 2 →
  - 低換気アラームの原因についての理解があいまいだった。
    - → アラームの発生原因について、教育が不十分だった。
    - → アラームの発生原因について、チェック表がそばになかった。
    - → 教育（マニュアル）はあるが、本人が理解していなかった。
  - 頻回に鳴るアラームは、低換気アラームが多かった。
- 3 →
  - 低換気アラームの時は自発呼吸を促すという行動が、パターン化していた。
    - → 今まで、それで問題が解決していた。
- 4 →
  - 抑制をしていなかった。
    - → 部署内で、抑制の基準が統一されていなかった。
  - 患者の覚醒状態を観察していなかった。
    - → 覚醒するとは予測していなかった。
    - → 鎮静薬の半減時間と覚醒状況の関係について、理解していなかった。

POINT

対策

1. 人工呼吸器のアラームとその対応について、理解できるよう教育する。
2. アラームの内容と観察項目のチェック表を作成し、ベッドサイドで活用する。
チェック表は人工呼吸器にセットしておく。
3. 人工呼吸器のトラブル対応マニュアルの見直しを行う。
4. 安全に呼吸管理を行うため、鎮静薬の効果や半減期など薬効を理解し、予測性をもって抑制を検討する。

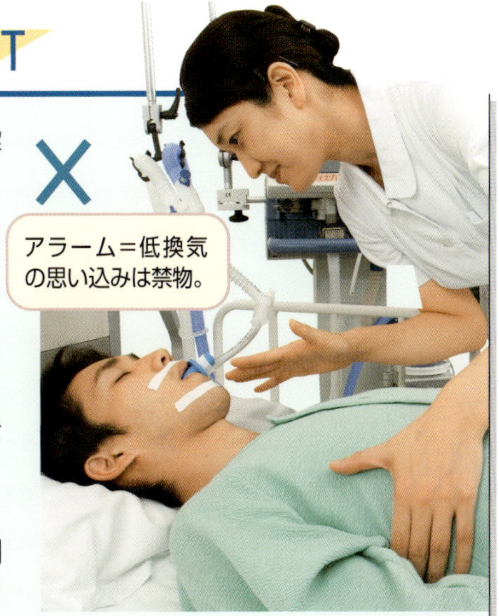
×
アラーム＝低換気の思い込みは禁物。

人工呼吸器回路の交換

間違えないで！ 呼気と吸気

A･B看護師2名で、人工呼吸器装着中の患者の呼吸器回路を交換した。
2時間後、患者の痰がなかなか引けず、
ネブライザーを使用したが効果がなかった。
次の勤務帯に、C看護師が人工呼吸器のチェックを行ったところ、
呼気と吸気が逆に接続されていることに気づいた。

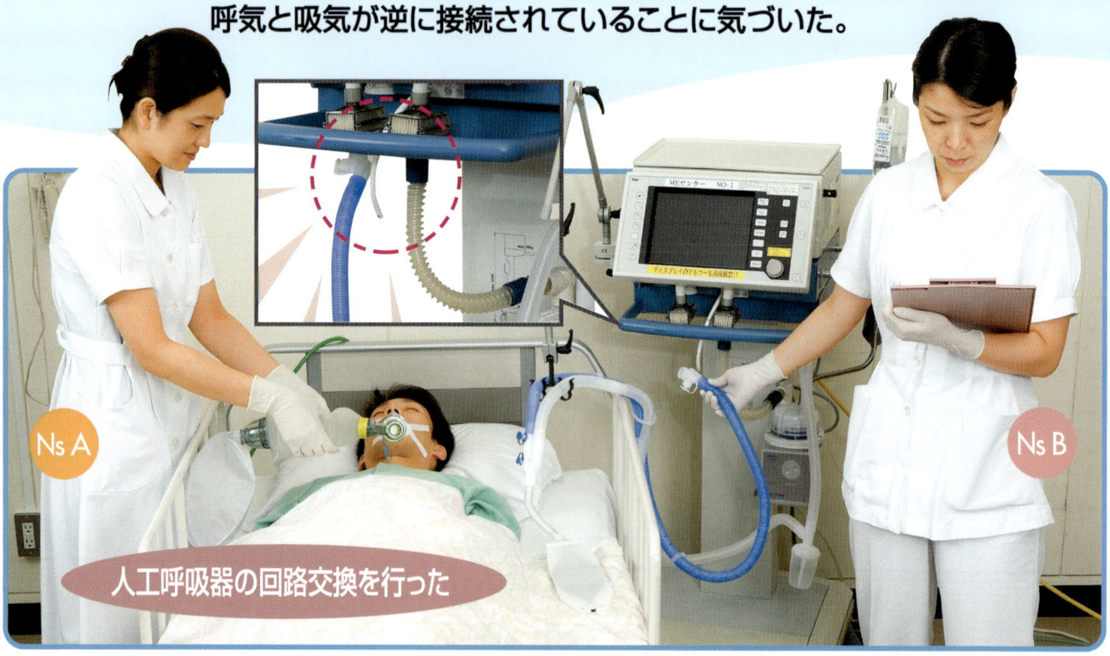
Ns A
Ns B
人工呼吸器の回路交換を行った

2時間後

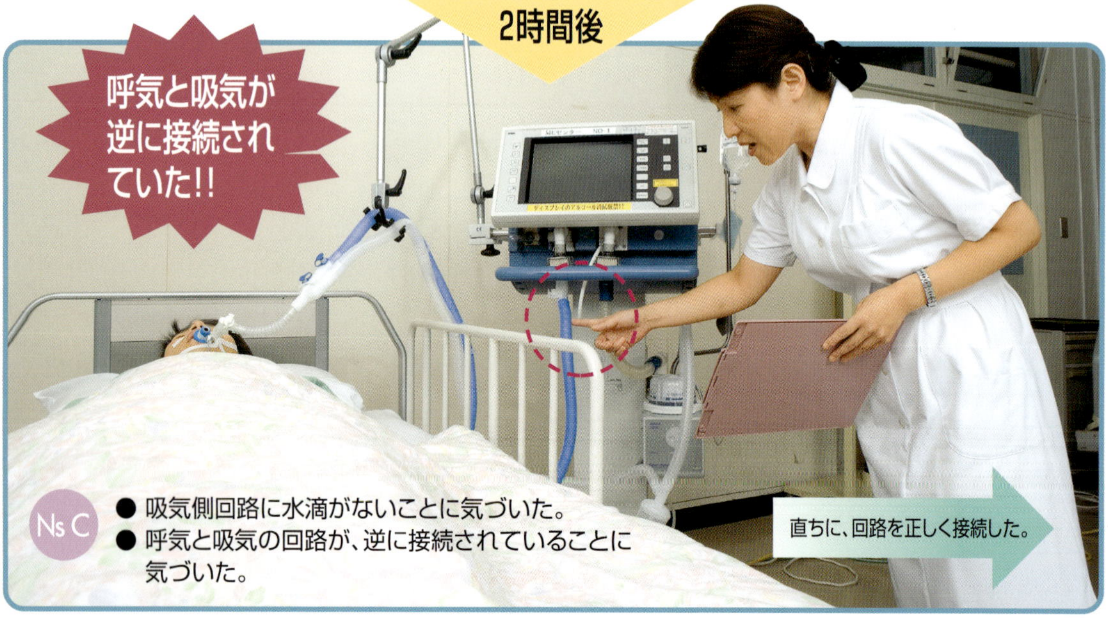
呼気と吸気が
逆に接続され
ていた!!
Ns C
● 吸気側回路に水滴がないことに気づいた。
● 呼気と吸気の回路が、逆に接続されていることに
気づいた。
直ちに、回路を正しく接続した。

事象の連鎖

1. A看護師は、B看護師とともにチェックリストで確認しながら、人工呼吸器の回路交換を行った。
この際、呼気と吸気を逆に接続したことに気づかなかった。

2. 2時間後に気管内吸引を実施した際、引けた痰が硬めであったため、加湿器の確認をし、ネブライザーを使用した。
その後も、痰は引きにくかった。

3. 準夜勤のC看護師に、痰が硬めであることを申し送りした。

4. C看護師が、人工呼吸器の設定チェックを行った。吸気側の回路に水滴がないことに気づき、加湿器が呼気側についていることから、呼気と吸気が逆に接続されていることに気づいた。

5. C看護師は、直ちに回路を正しく接続した。しばらくすると、痰の粘稠度が改善した。

背景要因

- チェックリストに、呼気と吸気の接続が正しいかどうかという項目がなかった。
- 回路交換をしても、患者の状態に変化がなかったため、問題ないと判断した。
- 呼気と吸気の回路が、色も形も同じで、わかりにくかった。
- 呼吸器回路を逆に接続するとアラームが鳴る機種ではなかった。
- 人工呼吸器に異常があれば、アラームでわかると判断し、再度、呼吸器回路の確認をしなかった。
- 回路交換をダブルチェックしたため、痰が硬めである原因が、呼吸器回路が逆に接続されているためだとは思わなかった。
- ネブライザー実施後も患者の痰の状態に変化がないということは、ほかに問題があるのではないかと予測できなかった。

- 人工呼吸器の機種の特性を考慮したチェックリストではなかった。
- 人工呼吸器の機種によって回路の構造が違う、という知識が不足していた。
- 加湿器の確認はしたが、吸気回路内に水滴がないことに気づかなかった。

POINT

対策

1. 人工呼吸器回路の呼気と吸気の識別をわかりやすくする。
2. チェックリストの見直しを行い、初めて行う時でもわかりやすいものにする。
3. 機種の特性に応じたチェックリストを作成する。
4. 呼吸器回路の交換は看護師だけで行わず、医師または臨床工学士(ME)の協力を得る。
5. 回路を誤って接続するとアラームが作動する機種に替える。(アラームが鳴らない機種の販売業者に提言する)

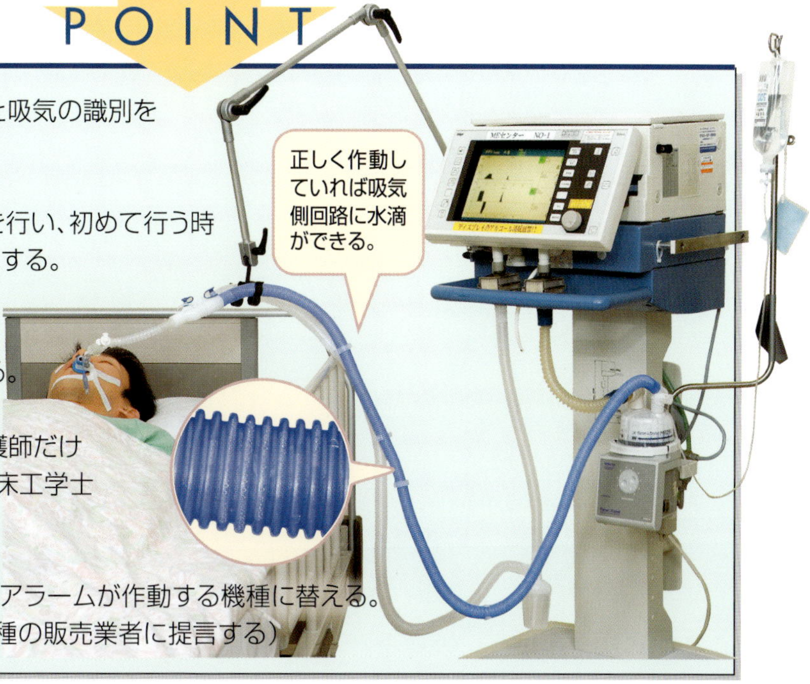
正しく作動していれば吸気側回路に水滴ができる。

人工呼吸器のアラーム音量

音量を落としていませんか?

患者は気管切開を行い、人工呼吸器を装着していた。
体動が激しく、鎮静薬を使用していたが、患者・家族の希望で、
家族がいる間は抑制を解除していた。
準夜勤務帯、患者の体動が激しいため鎮静薬を使用したが、
抑制はしなかった。
深夜勤務のB看護師への申し送り後、心電図モニターのアラームにより
訪室すると、人工呼吸器と気管チューブの接続が
外れていた!

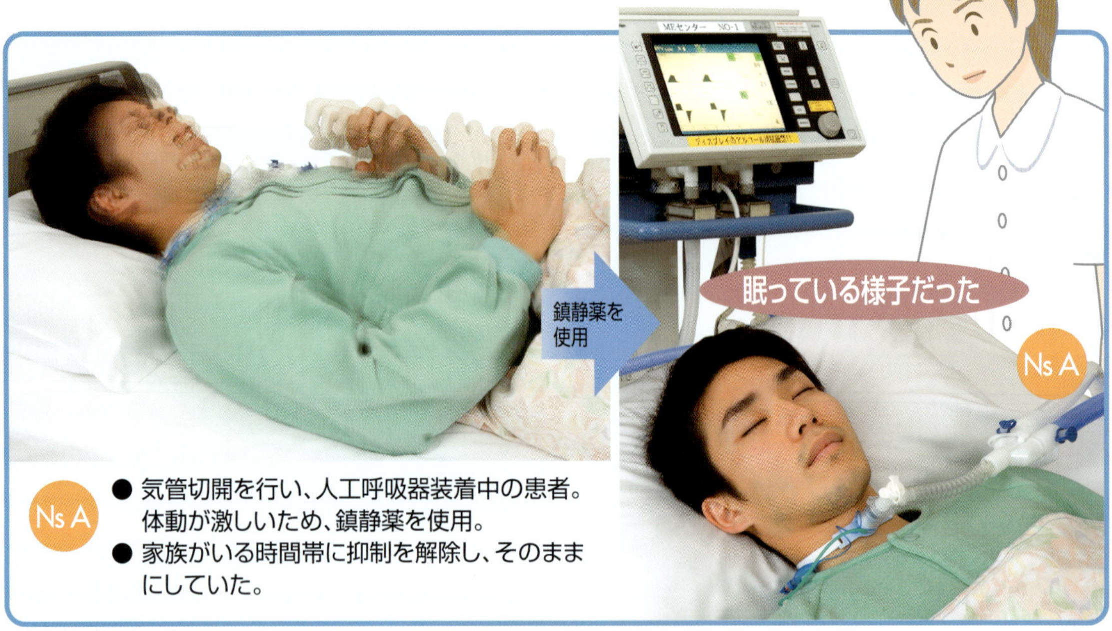
Ns A
● 気管切開を行い、人工呼吸器装着中の患者。体動が激しいため、鎮静薬を使用。
● 家族がいる時間帯に抑制を解除し、そのままにしていた。
鎮静薬を使用
眠っている様子だった
Ns A

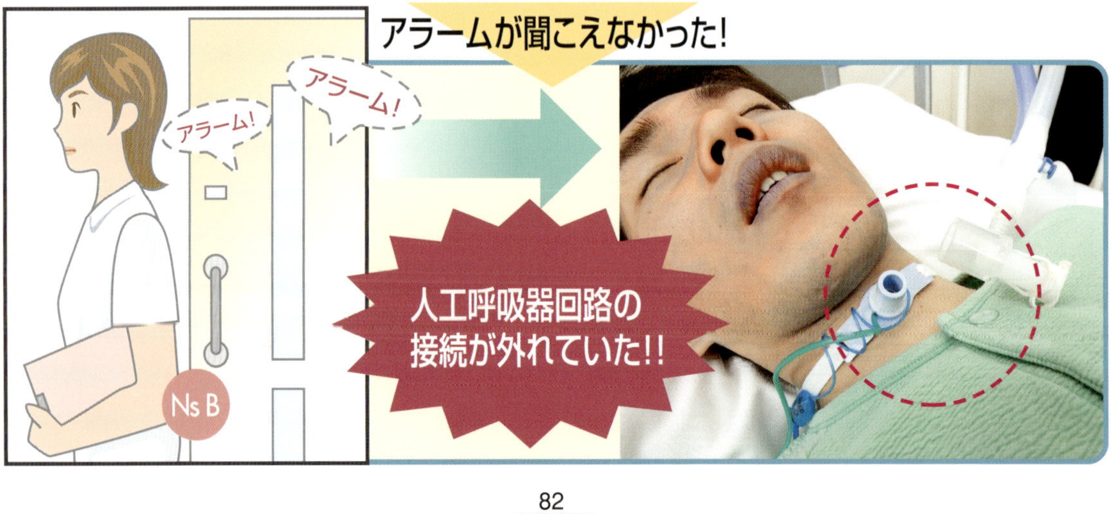
アラームが聞こえなかった!
アラーム!
アラーム!
Ns B
人工呼吸器回路の接続が外れていた!!

事象の連鎖

1. 準夜勤務のA看護師は、患者が午後から不穏状態だったと申し送りを受けた。家族がついており、抑制はしていなかった。
2. 19時、家族が帰宅。病室はナースステーションに近く、患者の状態は落ち着いていたので、抑制はせず、部屋のドアを閉めていた。
3. 20時45分、患者の体動が激しくなってきたため、医師の指示で鎮静薬を使用した。その後、1時間ごとに訪室したが、抑制はしなかった。
4. 0時、患者のバイタルサインを観察し、抑制はしなかった。
5. 0時30分、深夜勤務のB看護師に申し送りを開始した。
6. 申し送り中に人工呼吸器のアラームが鳴っていたが、そのことに気づかなかった。
7. 0時50分、心電図モニターのアラームが鳴り訪室。人工呼吸器回路が外れており、人工呼吸器のアラームも鳴っていた。人工呼吸器のアラーム音は中等度に設定されていた。

背景要因

- 家族がいれば抑制しなくてよいと思った。
- 人工呼吸器装着中の患者の不穏状態に、どんなリスクがあるか予測できなかった。
  - 一般病棟であり、ほかの患者を複数受け持っていたため、忙しかった。
  - 慣れていなかった。
- ナースステーションが近いため、異常が起きた時、人工呼吸器のアラーム音に気づくと判断した。
- 患者のプライバシーを考慮して、ドアを閉めたままにした。
- 患者は眠っている様子だったため、身体拘束の必要はないと判断した。
  - 再び、体動が激しくなる可能性があることを予測できなかった。
- 患者の状態が安定していたため、抑制は必要ないと思った。
- ナースステーションには、患者の心電図モニターがあり、異常があればアラームが鳴ると思った。
- 人工呼吸器のアラーム音が聞こえなかった。
  - アラームの音量が小さいままだった。
  - アラームの音量設定の方法を知らなかった。
  - 病室のドアが閉じていた。
- 申し送りに集中していたため、患者の異常に気づくのが遅れた。
- 患者には動脈血酸素飽和度モニターは常時装着されておらず、携帯型で訪室時に確認するのみであった。
  - 心電図モニターのみでは、異常の発見が遅れる可能性があることを知らなかった。

POINT

対策

1. 人工呼吸器のアラーム音は、必ず聞こえる音量（高）にし、病室のドアを開けておく。可能であれば、人工呼吸器のアラームとナースコールが連動する方法を検討する。
2. 人工呼吸器のアラーム音の保守点検を定期的に行う。
3. 部署内で抑制の基準を見直し、浸透させる。
4. 鎮静薬の半減時間と覚醒状況の関係について、理解できるよう教育する。
5. 人工呼吸器装着中の患者には、動脈血酸素飽和度モニターを必ず装着する。

音量は常時、“高”にしておく。

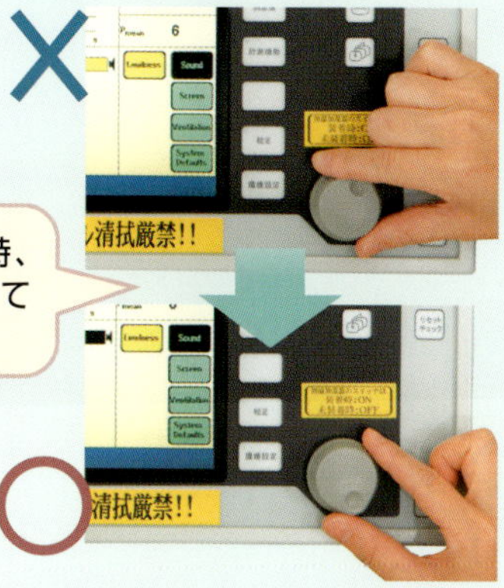

胸腔ドレーン挿入中の観察

体動によるドレーン抜去に注意!

患者に胸腔ドレーン挿入後、医師が胸部X線撮影にて
ドレーン先端の位置を確認し、A看護師が固定を行った。
1時間ごとの観察を行っていたが、しだいに体動が激しくなり、
呼吸数増加、動脈血酸素飽和度（SpO_2）低下が見られた。
医師を呼び、胸腔ドレーンを確認したところ、絆創膏がはがれ、
固定糸が外れ、ドレーンが抜けかけていた…。

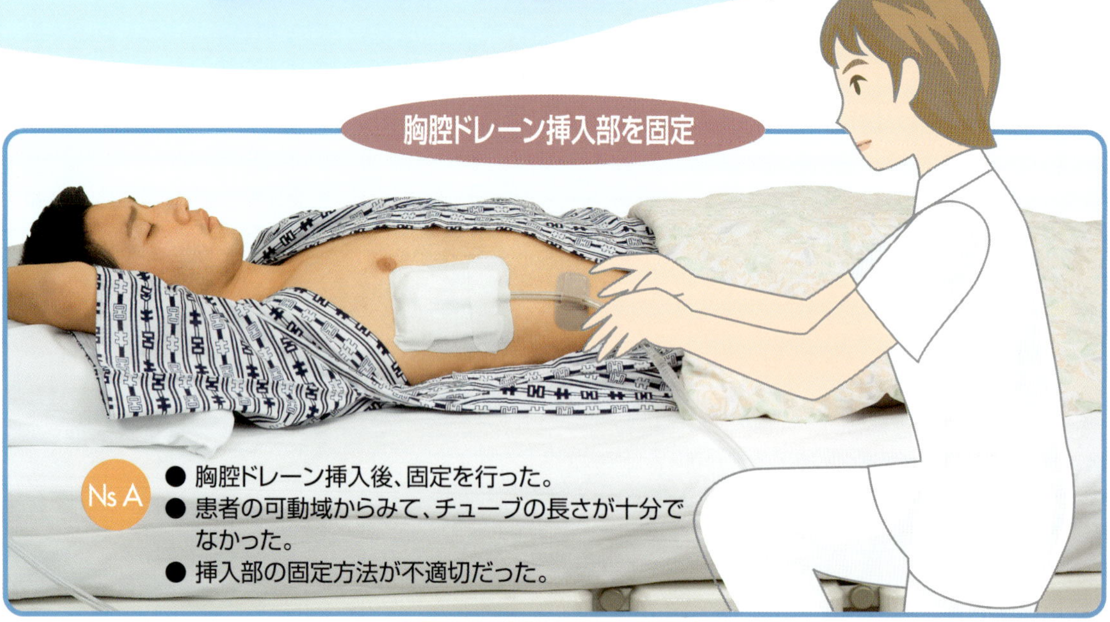
胸腔ドレーン挿入部を固定
Ns A
● 胸腔ドレーン挿入後、固定を行った。
● 患者の可動域からみて、チューブの長さが十分でなかった。
● 挿入部の固定方法が不適切だった。

1時間ごと観察

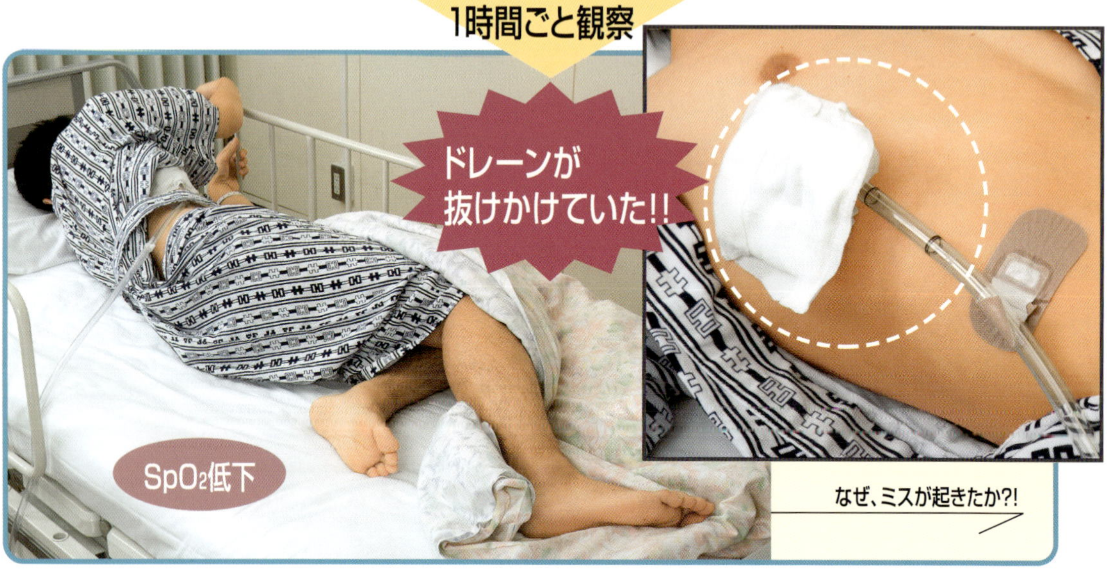
ドレーンが
抜けかけていた!!
SpO_2低下
なぜ、ミスが起きたか?!

事象の連鎖

1 医師が胸腔ドレーンを挿入して、胸部X線撮影にてドレーン先端の位置を確認。A看護師がドレーンの固定を行ったが、固定方法、チューブの長さが不適切だった。

2 1時間ごとの観察を行っていたが、しだいに患者の体動が激しくなり、呼吸数が増加、SpO_2の低下が見られた。

3 胸腔ドレーンの固定位置を見なかった。

4 医師を呼び、胸腔ドレーンを確認した。すでに呼吸性移動はなく、絆創膏がはがれ、固定糸も外れ、ドレーンが抜けかけていた。

5 医師が、ドレーン先端の位置を胸部X線撮影にて確認し、正しい位置に直した。刺入部は観察しやすい透明なフィルムドレッシング材で固定し、チューブは体動を考慮して体幹部2箇所に固定した。

背景要因

- 患者の可動域を踏まえたチューブの長さではなかった。 → 患者の体動を考慮しなかった。／胸腔ドレーンの管理マニュアルがなく、固定管理方法が統一されていなかった。
- 固定方法を知らなかった。 → 胸腔ドレーンの管理マニュアルがなく、固定管理方法が統一されていなかった。
- 胸腔ドレーンの扱いに慣れていなかった。
- 体動により固定位置がずれるという知識がなかった。 → 胸腔ドレーンの管理マニュアルがなく、固定管理方法が統一されていなかった。
- 寝衣がかかっていて、見えなかった。
- 呼吸数の増加、SpO_2低下が見られ、あわてていた。
- 観察の必要性に気づかなかった。 → 患者の症状が、胸腔ドレーンの影響で起きていることがわからなかった。

POINT

対 策

1 胸腔ドレーンの固定・管理方法のマニュアルを作成する。

2 適切な胸腔ドレーン管理の方法を理解する。

3 ドレナージチューブは患者の体動を考慮し、十分な長さを確保して固定する。

4 ドレーン挿入中は、刺入部から排液バッグまでのルートをたどって観察・管理を行う。

5 患者の状態に応じたドレーン挿入中の観察を行う。

フィルムドレッシングの場合

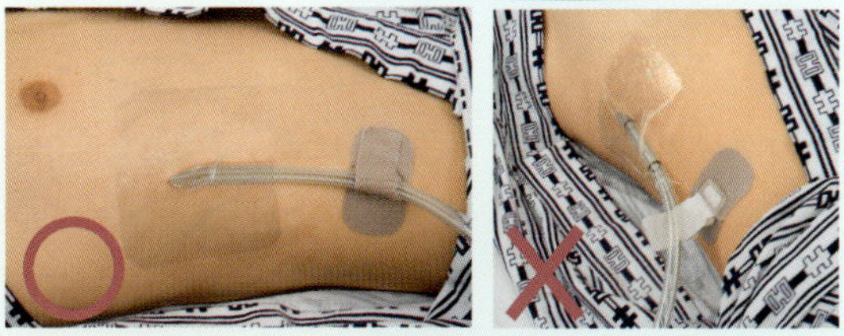

ガーゼの場合

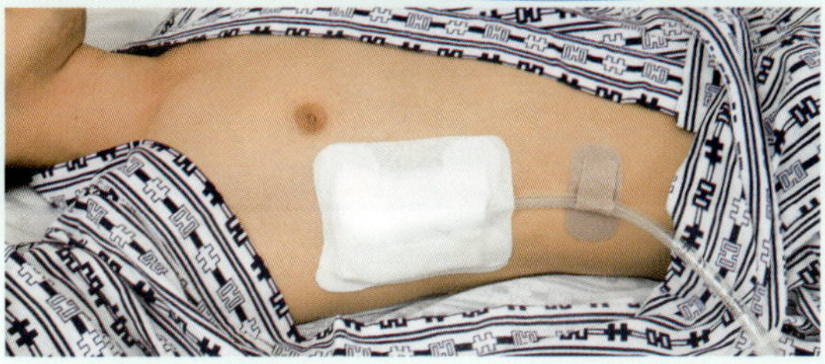

胸腔ドレーンのクランプ

「ドレーンはクランプ」の思い込み

血気胸の患者に胸腔ドレーンを挿入し、ディスポーザブル持続陰圧吸引器を装着。入院が決まり、病棟に移動することになった。
A看護師は、移動時にドレーンをクランプし、それを申し送りしなかった。
1時間後、B看護師が訪室すると、患者が胸痛と呼吸苦を訴えた。
先輩看護師に相談し、胸腔ドレーンがクランプしたままであることを発見した…。

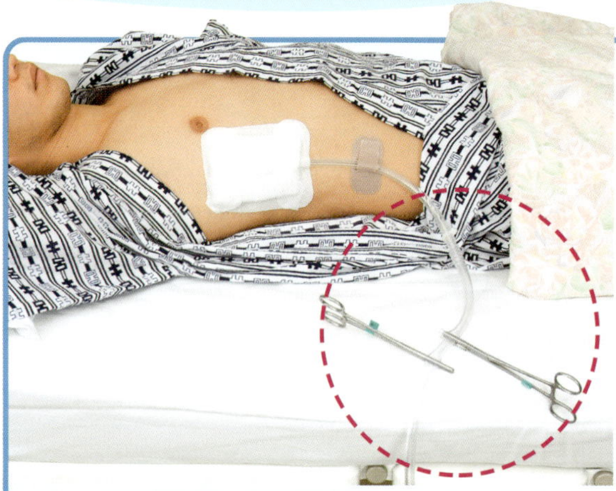

Ns A
- 移動時に、患者の胸腔ドレーンをクランプした。
- クランプしたことを申し送りしなかった。

1時間後

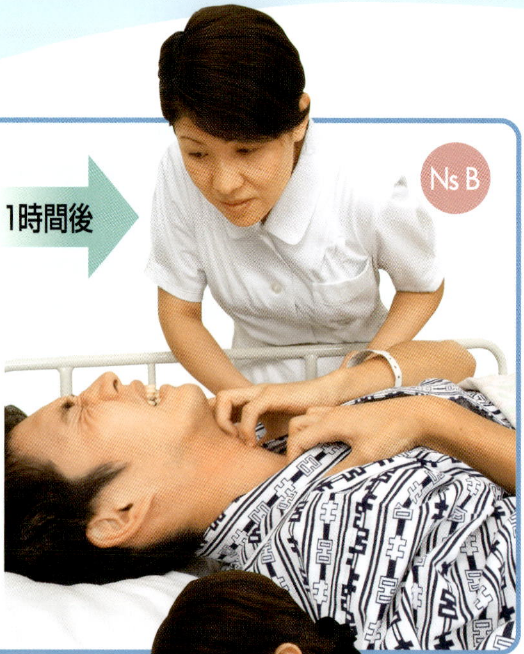
Ns B

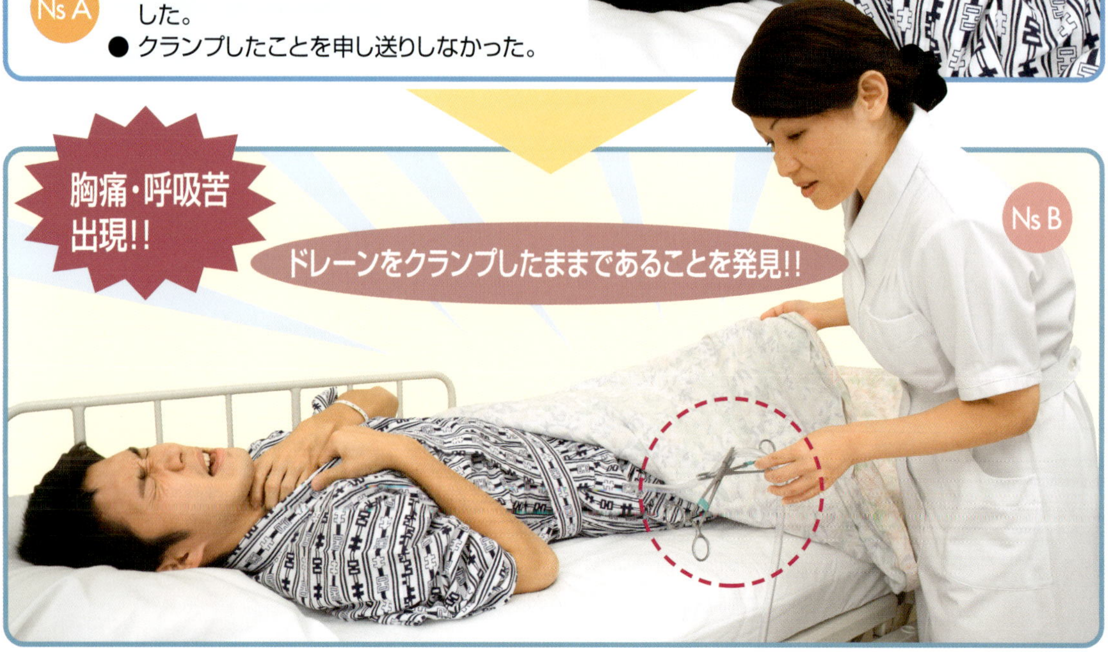
胸痛・呼吸苦出現!!
ドレーンをクランプしたままであることを発見!!
Ns B

事象の連鎖

1 患者に胸腔ドレーンを挿入し、ディスポーザブル持続陰圧吸引器を装着した。病棟に入院が決まり、移動することになった。

2 A看護師は、ドレーンはクランプするものと思い込み、胸腔ドレーンをクランプした。

3 A看護師は、クランプしていることを申し送りしなかった。

4 病棟に移動して1時間後、B看護師が訪室すると、患者が胸痛と呼吸苦を訴えた。胸腔ドレーンをクランプしていることに気づかなかった。

5 B看護師は先輩看護師に相談し確認したところ、胸腔ドレーンをクランプしたままであることを発見した。

6 直ちに医師に報告し、胸部X線撮影で確認したところ、再び肺が虚脱しており、陰圧をかけた。

背景要因

（2の背景要因）

- 移動時にクランプしないと、胸腔内の陰圧が保てないと思った。
- 逆流防止弁が付いている持続陰圧吸引器を取り扱ったことがなかった。
  - ディスポーザブル持続陰圧吸引器の構造・原理を知らなかった。
  - 古いタイプの持続陰圧吸引器に習熟していた。

（3の背景要因）

- ほかに申し送る事項がたくさんあった。
- クランプしていることを書類に書かなかった。

（4の背景要因）

- 患者の症状に動揺してしまった。
- 不慣れなため、症状のアセスメントができなかった。
  - 患者の症状が、胸腔ドレーンの影響で起きていることがわからなかった。
  - 胸腔ドレーンの管理方法を知らなかった。
- クランプしていることが、申し送られていなかった。
- 通常、クランプはしない。

POINT

対策

1 院内で統一した胸腔ドレーンのマニュアル（原理・構造・管理）を作成する。

2 胸腔ドレナージ中の患者の状態やドレーン管理について教育する。

3 申し送りでの漏れがないよう、申し送りチェックリストを作成する。

注意！

古いタイプの持続陰圧吸引器を使い慣れている看護師ほど、クランプしがち。必要がないにもかかわらず、うっかりクランプしないよう、気をつけよう！

- ●ドレーンで胸腔内を陰圧に保っているため、胸腔ドレーン挿入中はクランプをしない。
- ●移動する場合は、排液の逆流に注意する。

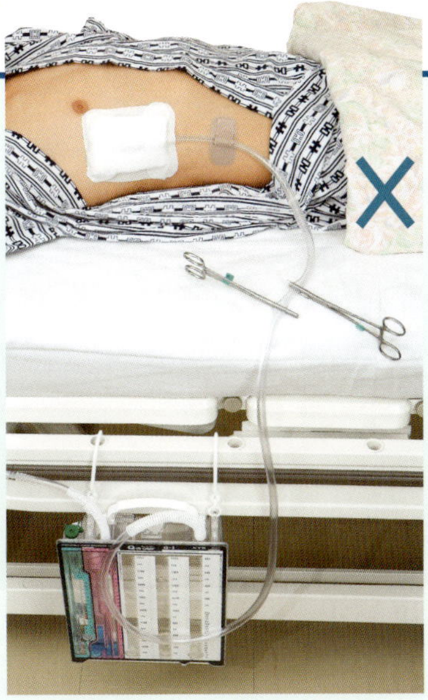

胸腔ドレーンの排液バッグ

水封室に蒸留水をお忘れなく

気胸の患者に胸腔ドレーンを挿入し、
低圧持続吸引を−10cmH_2Oで行うことになった。
A看護師は、蒸留水を吸引圧制御ボトルに10cmまで入れ、
水封室には入れなかった。医師が胸腔ドレーンを挿入。
A看護師は排液バッグを接続し、吸引を開始した。
1時間後、B看護師が、低圧持続吸引がされていなかったことを発見した！

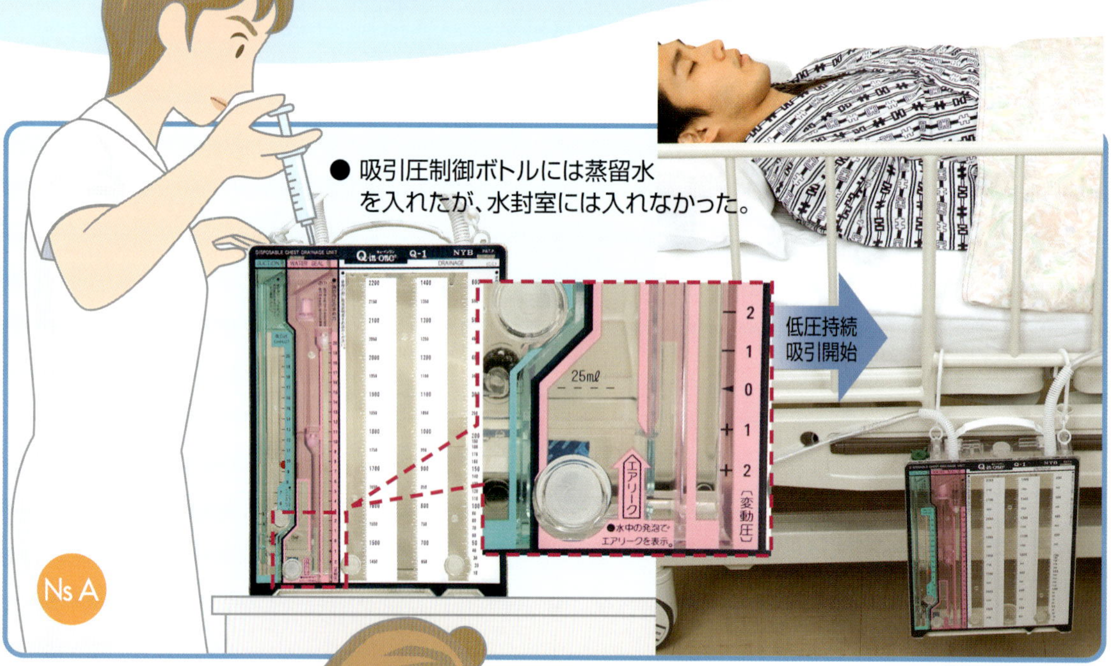
● 吸引圧制御ボトルには蒸留水を入れたが、水封室には入れなかった。
25mℓ
エアリーク
●水中の発泡で エアリークを表示。
2 1 0 1 2
〔変動圧〕
低圧持続 吸引開始
Ns A

1時間後
Ns B
水封室に蒸留水が入っていない!!
吸引圧 制御ボトル
吸引されていなかった
水封室
すぐに蒸留水を入れ、医師に報告

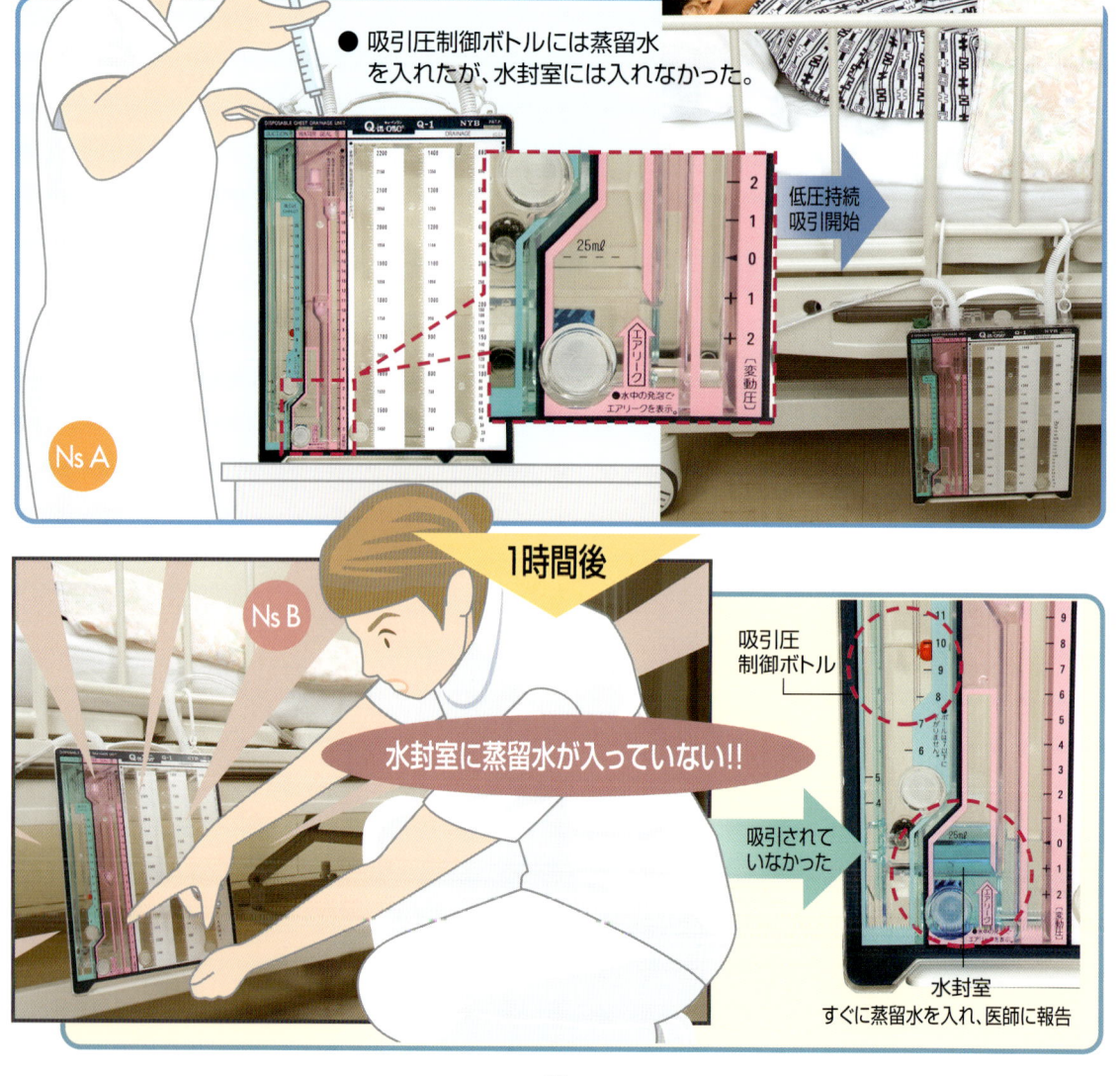

事象の連鎖

1 気胸の患者に胸腔ドレーンを挿入し、低圧持続吸引を−10cmH_2Oで行うことになった。

2 A看護師は、排液バッグの吸引圧制御ボトルに10cmまで蒸留水を入れ、水封室には蒸留水を入れなかった。

3 医師が胸腔ドレーンを挿入。A看護師は排液バッグを接続したが、水封室の蒸留水を確認せず、−10cmで低圧持続吸引を開始したが、正しく吸引されていないことに気づかなかった。

4 1時間後、受け持ちのB看護師が観察のため訪室した。水封室に蒸留水が入っておらず、低圧持続吸引がされていないことを発見した。

5 すぐに水封室に蒸留水を入れ、医師に報告。胸部X線撮影を行い、気胸の悪化がないことを確認した。指示通り、低圧持続吸引を継続した。

背景要因

- あわてて準備した。
- 水封室に蒸留水がないと吸引できないことを知らなかった。
  - → 胸腔ドレーンの低圧持続吸引器の取り扱いに慣れていなかった。
  - → 低圧持続吸引器の構造・原理について、知識があいまいだった。
- 胸腔ドレーンの低圧持続吸引器の手順書を確認したが、わかりにくかった。
- 胸腔ドレーンの低圧持続吸引器を装着中の観察ポイントについて、知識があいまいだった。
- 低圧持続吸引が正しく開始されているかどうか、医師とともに確認しなかった。
  - → 医師とともに確認する習慣になっていなかった。

対策　POINT

1 胸腔ドレーンの低圧持続吸引器の原理・構造、低圧持続吸引中の観察ポイントや管理について教育する（勉強会・OJT）。

2 胸腔ドレーン低圧持続吸引中の危険性と対策について、インシデントカンファレンスなどで共有する。

3 胸腔ドレーン低圧持続吸引器の手順書を、観察ポイントなどがわかりやすいよう見直す。

4 処置時に確認できるよう、胸腔ドレーン低圧持続吸引器の装着時手順や観察ポイントをカードにする。

5 胸腔ドレーン挿入時など、侵襲を伴う処置を行う際は、必ず医師・看護師がともに確認を行う。

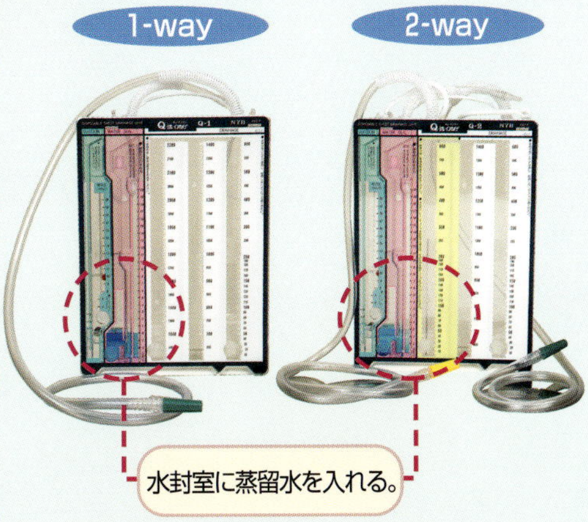
1-way
2-way
水封室に蒸留水を入れる。

注意！

- ●水封室に蒸留水を入れ、ウォーターシールにすることで、外気と胸腔内が遮断される。
- ●低圧持続吸引にするには、吸引圧制御ボトルに蒸留水を入れる。

胸腔ドレナージ中のエアリーク

接続部は、結束帯で固定しよう!

患者は右自然気胸と診断され、入院。
胸膜癒着療法のため、胸腔ドレナージを開始した。
ドレナージ開始後、A看護師が訪室すると、排液バッグ内にエアリークが見られたため、ドレーン挿入部と排液バッグの観察を行った。
その後もエアリークが続き、医師に報告。医師は、胸腔ドレーンと排液バッグの接続が緩んでいることを発見した!

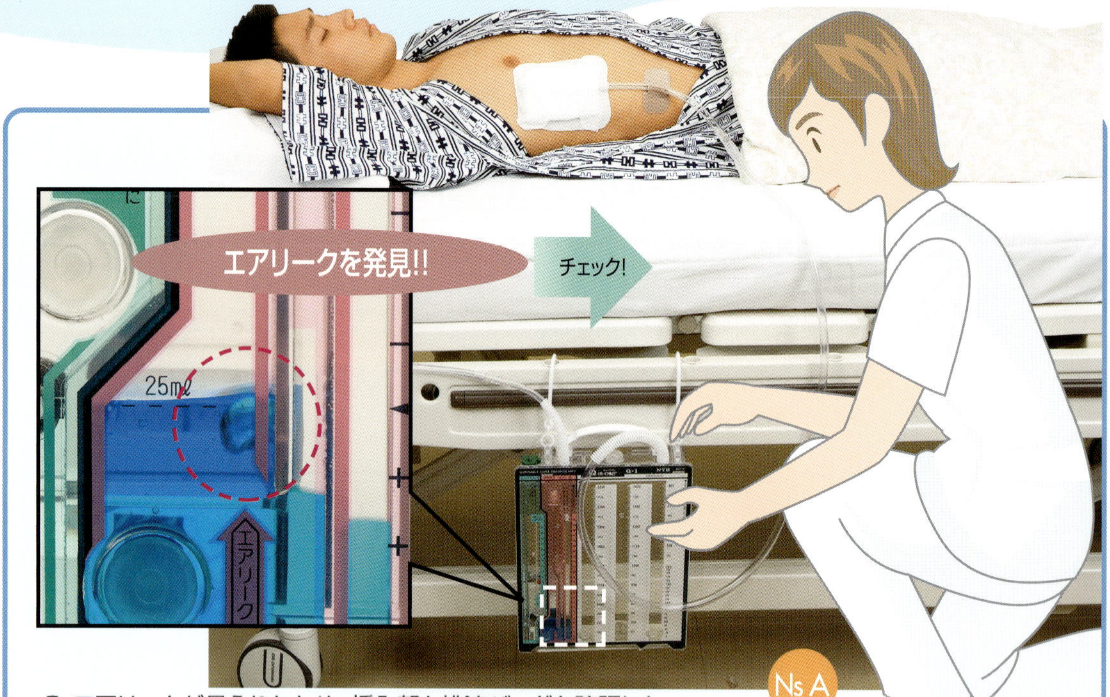
エアリークを発見!!
チェック!
25mℓ
エアリーク
Ns A

● エアリークが見られたため、挿入部と排液バッグを確認した。

エアリークが続いた

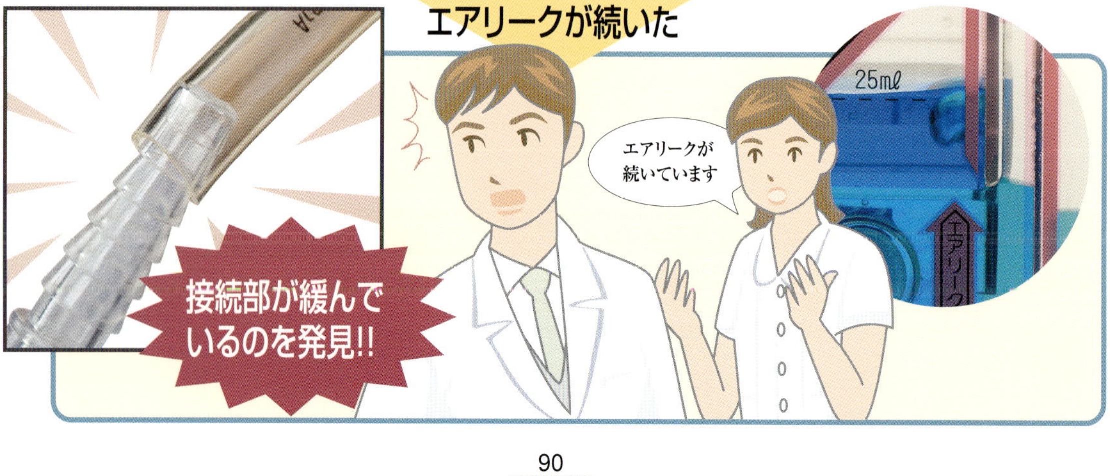
エアリークが続いています
25mℓ
エアリーク
接続部が緩んでいるのを発見!!

事象の連鎖

1 患者は、右自然気胸と診断されて入院した。

2 入院後、胸膜癒着療法のため、胸腔ドレナージを開始した。胸腔ドレーンと排液バッグの接続を行った際、結束帯で固定しなかった。

3 ドレナージ開始後、A看護師が訪室すると、患者にSpO_2の低下や呼吸苦の訴えはなかったが、排液バッグ内にエアリークが見られた。
ドレーン挿入部、排液バッグは確認したが、ドレーンと排液バッグの接続部は確認しなかった。

4 A看護師は医師に報告。医師が訪室して胸腔ドレナージを見ると、胸腔ドレーンと排液バッグの接続が緩んでいた。

5 直ちに接続部をしっかりと合わせ、結束帯で固定した。
エアリークはなくなり、気胸は改善した。

背景要因

（2より）胸腔ドレーンと排液バッグの接続部を結束帯で固定することを知らなかった。
- 接続部が緩むことがあるのを知らなかった。
- 胸腔ドレーンの管理マニュアルはあったが、接続部の固定方法の記載がなかった。

（3より）エアリークの原因は、胸腔ドレーン挿入部、もしくは排液バッグの問題だと思っていた。
- 胸腔ドレーンと排液バッグの接続部に問題があることを予測できなかった。
- 過去に、胸腔ドレーン挿入部、排液バッグからエアリークするヒヤリハットがあった。

（3より）胸腔ドレーンと排液バッグの接続は医師が行ったため大丈夫、と過信していた。

対策

POINT

1 胸腔ドレーンの管理マニュアルに、ドレーンと排液バッグ接続部の固定方法を追加し、統一を図る。

2 エアリークの原因とその観察について、手順書に追加し、医師・看護師間で共有する。

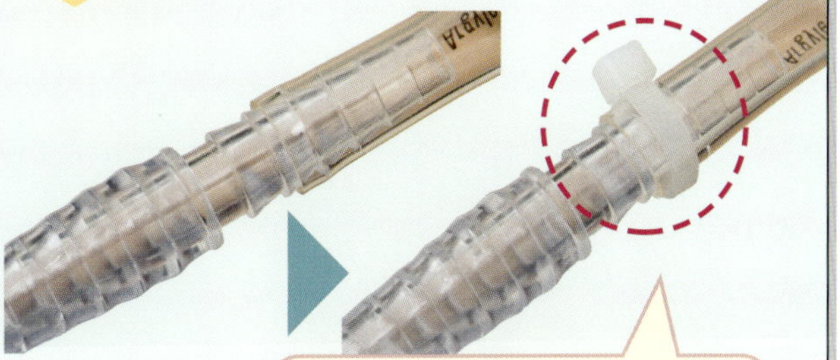

胸腔ドレーンと排液バッグの接続部は、結束帯で固定する。

各食前と21時の血糖測定

血糖測定を忘れ、朝食を摂った!

患者は糖尿病で、毎日、血糖測定を4回（各食前・21時）行っていた。
A看護師はほかの患者の処置に追われ、朝食前の血糖測定を忘れた。
患者が朝食摂取中に気づき、血糖測定を行った。
血糖値が335mg/dLであったため、医師に報告。
ヒューマリンR® 4単位を皮下注射との指示にて、実施した。
患者の状態に変化はなかった。

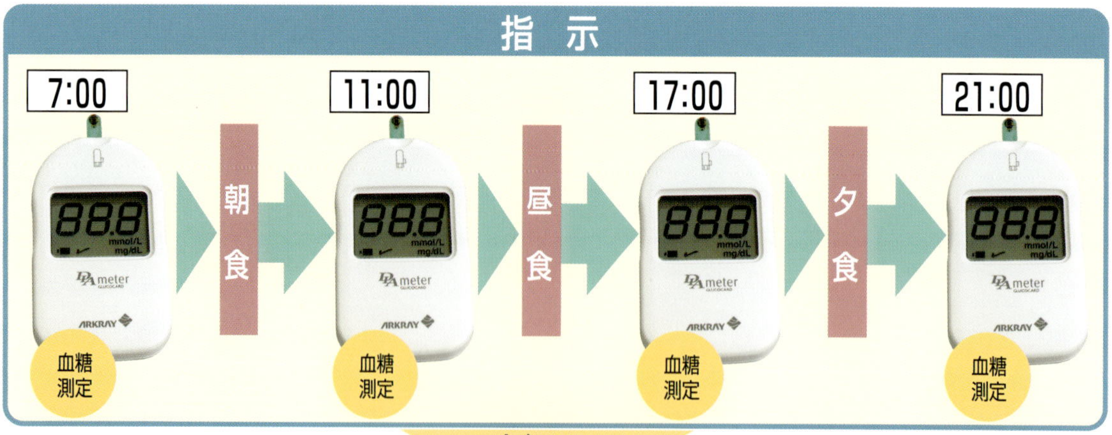
指示
7:00
11:00
17:00
21:00
朝食
昼食
夕食
血糖測定
血糖測定
血糖測定
血糖測定

実行は…

7:00
8:00
朝食
335
医師に報告
血糖測定を忘れたことに気づいた!!
血糖測定
Ns A
● ほかの患者の処置に追われ、朝食前の血糖測定を忘れた。
● ヒューマリンR4単位を皮下注射

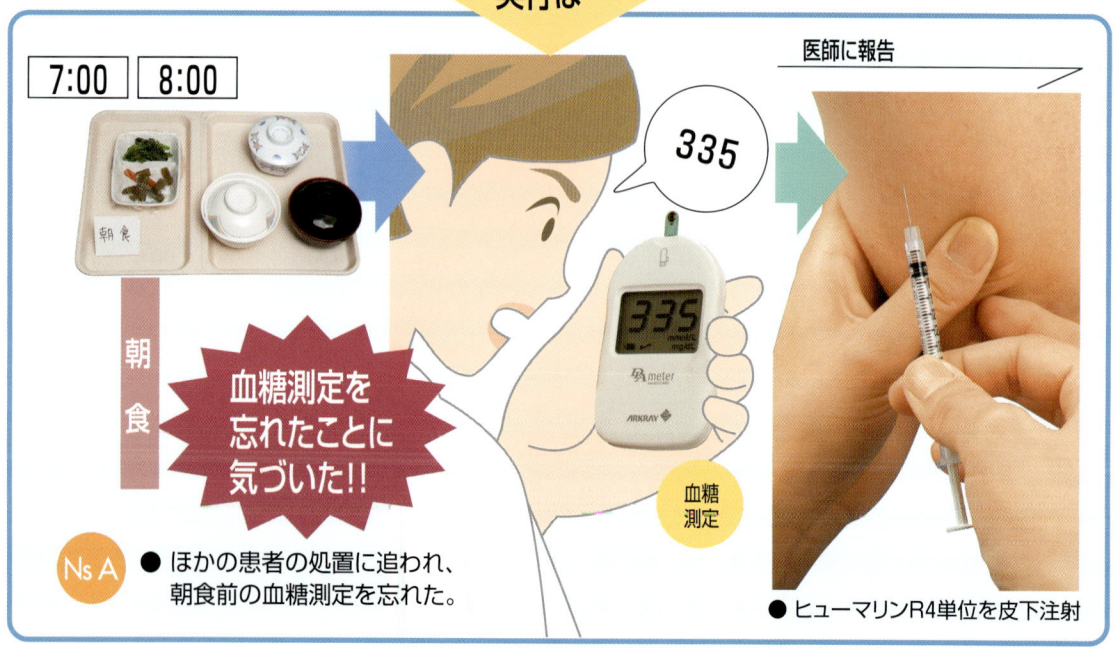

事象の連鎖

1. 患者は糖尿病で、各食前と21時に血糖測定を行っていた。
2. 患者が朝食を食べる前に、血糖測定が行われなかった。
3. 患者が朝食中に気づき、血糖を測定したところ335mg/dLだった。
4. 医師に報告し、ヒューマリンR4単位を皮下注射した。

背景要因

- A看護師は、朝食前の血糖測定を忘れてしまった。
  - ほかの患者の処置に比べ、優先度が低かった。
  - ほかの患者の処置で忙しかった。
    - 夜勤で人手が少なかった。
- 患者自身も測定していないことに気づかなかった。
  - 患者自身に、糖尿病であるという認識が低かった。
  - 患者は測定の重要性を理解していなかった。
    - 患者への説明が不足していた。

POINT

対策

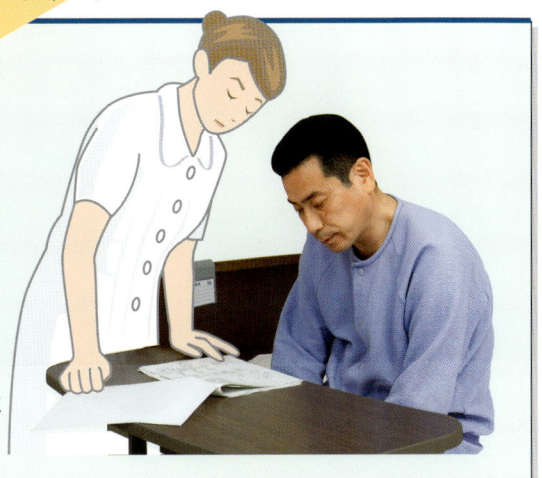

1. 指示を確実に行うためのチェック機能を作成し、徹底する。記憶に頼って行動しない。
2. 依存的ではなく、患者自身が糖尿病について知識を深めるように教育し、協力体制をとっていく。
3. 段取りを追って業務が行えるようにする。
4. 空腹時と食事摂取後で血糖値は変化するため、指示が変わることを認識しておく。

血糖自己測定・自己注射

朝食待ちで、注射してしまった!

患者は糖尿病で、血糖自己測定・自己注射を行っていた。
毎食前と就寝前に血糖測定を行い、ヒューマカート® 3単位を皮下注射していた。
この日は胸部CT検査のため朝食待ち。
血糖測定のみ実施し、検査後にインスリン注射という指示であった。
7時に患者に確認し、血糖測定。8時に、「いつもどおり、7時45分にインスリンを注射しました」と患者より報告があった…。

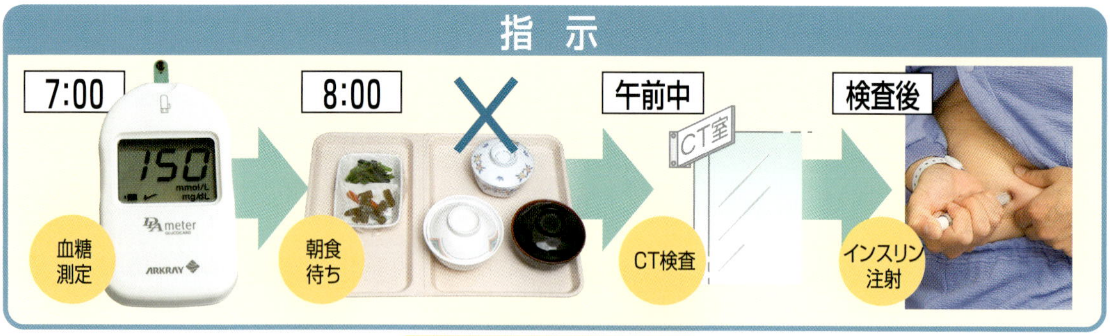
指　示
7:00
150
血糖測定
8:00
朝食待ち
午前中
CT室
CT検査
検査後
インスリン注射

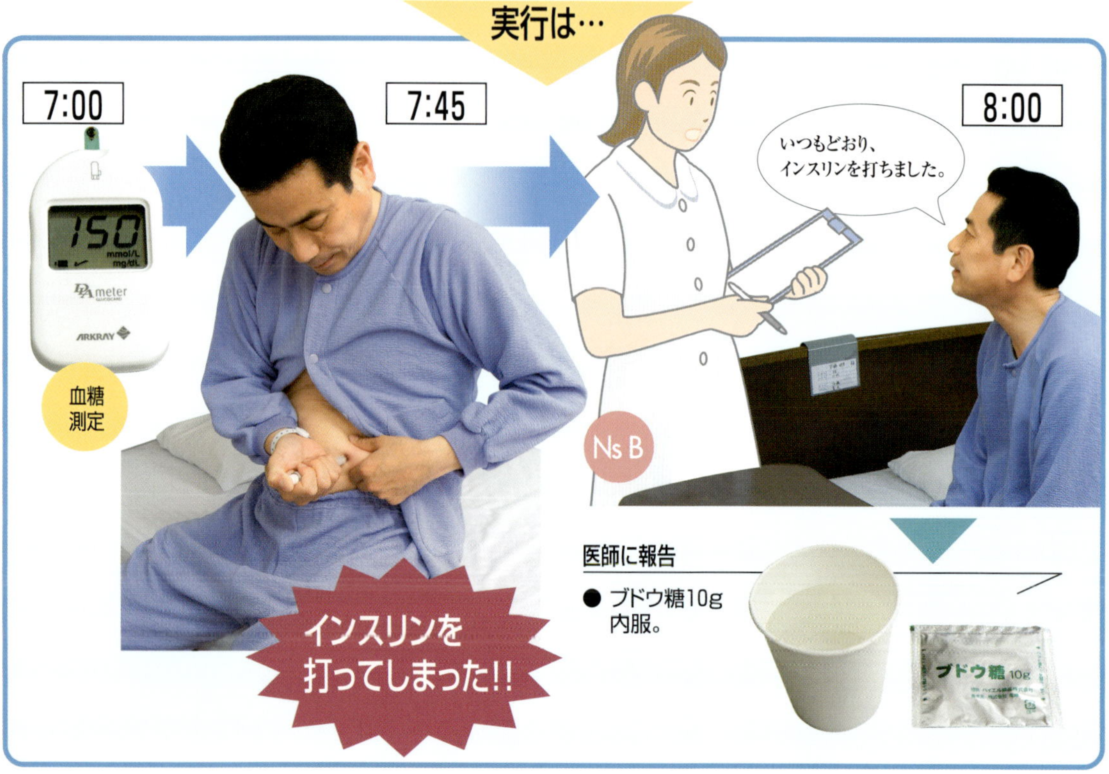
実行は…
7:00
150
血糖測定
7:45
インスリンを打ってしまった!!
8:00
いつもどおり、インスリンを打ちました。
Ns B
医師に報告
● ブドウ糖10g内服。
ブドウ糖 10g

事象の連鎖

1. 患者は糖尿病で、血糖自己測定・自己注射を行っていた。この日は胸部CT検査のため朝食待ち。血糖測定のみ実施し、インスリン注射は検査後に行うよう医師から指示があった。
2. 前日に、A看護師が検査のオリエンテーションを行った。この際、インスリン注射をCT検査後まで待つよう伝えなかった。
3. A看護師は、B看護師に「インスリンのこと」を申し送りしなかった。
4. 7時の巡回時、B看護師は患者に血糖値のみを確認し、インスリン注射は検査後に行うことを念押ししなかった。
5. 患者は、いつもの習慣で、食前のヒューマカート3単位を注射した。
6. 8時の配膳時、患者がインスリン注射を行ったことを話した。B看護師は、医師に報告した。
7. 医師の指示で、患者にブドウ糖10gを与薬し、CT検査の時間を変更した。

背景要因

- 当日、B看護師が伝えるほうがよいと思った。 → 患者は物忘れが多い傾向にあった。
- A看護師は、説明済み、未説明事項を記録していなかった。
- A看護師は、ほかの患者の件も含め、多くの申し送り事項があったため、失念した。
- A看護師が説明したと思い込んでいた。 → 通常は、前日のオリエンテーションですべてを説明することになっている。
- 繰り返し説明する必要はないと思った。 → 患者の記憶力が正常だと思っていた。／長年、インスリンを自己注射している人の行動習慣まで考えなかった。
- 朝の忙しい時間帯だった。

対 策

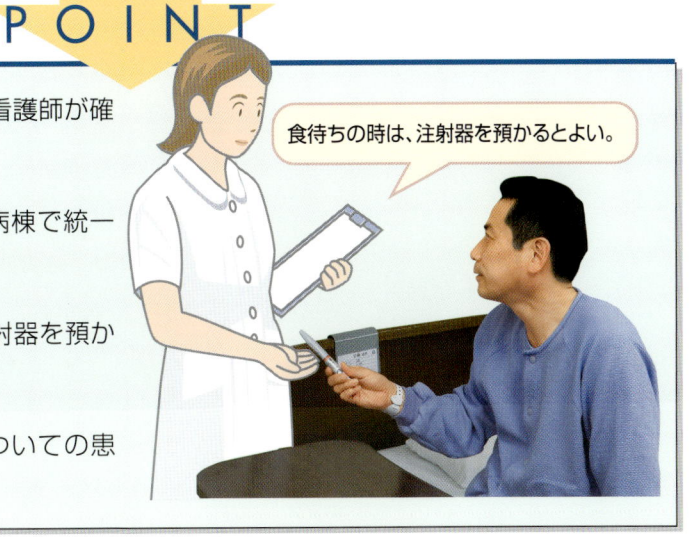

POINT

1. 患者の自己管理であっても、看護師が確認を行う。
2. 注意を喚起する表示方法を病棟で統一する。
3. 状況によっては、看護師が注射器を預かっておく。
4. 日常から、インスリン使用についての患者教育を徹底する。

インスリン注射は専用注射器で

単位を間違えて注射した！

患者はスライディングスケールにて、血糖値をコントロールしていた。
11時30分、血糖値が235mg/dLであったため、
A看護師はヒューマリンR®0.2mLを皮下注射した。
12時、患者が気分不快を訴え、血糖値が50mg/dLに低下。
A看護師はヒューマリンRを準備する際、通常の1mL注射器を使用し、
2単位=0.2mLと思い込み、20単位=0.2mLを注射していた！

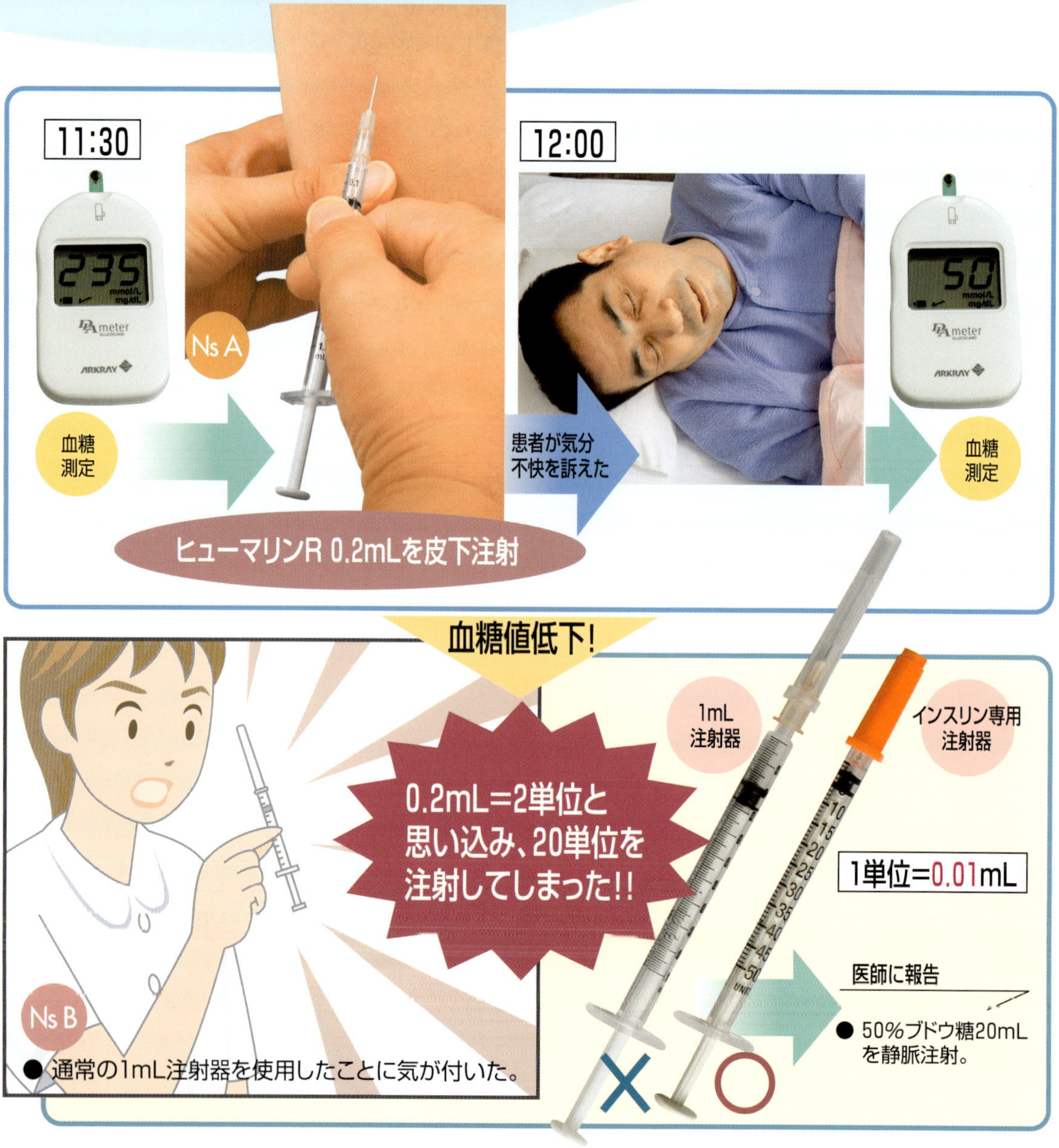
11:30
235
血糖測定
Ns A
ヒューマリンR 0.2mLを皮下注射
12:00
患者が気分不快を訴えた
50
血糖測定
血糖値低下!
Ns B
0.2mL=2単位と思い込み、20単位を注射してしまった!!
1mL注射器
インスリン専用注射器
1単位=0.01mL
×
○
医師に報告
● 50%ブドウ糖20mLを静脈注射。
● 通常の1mL注射器を使用したことに気が付いた。

事象の連鎖

1. スライディングスケールを使用し、血糖値をコントロールしていた。血糖値が235mg/dLであったため、ヒューマリンR2単位を皮下注射との指示があった。
2. A看護師は、患者にヒューマリンR0.2mLを皮下注射した。
3. 30分後、患者が気分不快を訴え、血糖を測定したところ50mg/dLに低下していた。
4. B看護師は1mL注射器が使用されていたことから、A看護師が20単位を皮下注射したことに気づいた。
5. 医師に報告。50%ブドウ糖20mLを静脈注射、30分後に血糖を再度測定する指示を受け、実施した。

背景要因

- 2単位=0.2mLと思っていた。
  - ヒューマリンRの単位は、100単位/mLと知らなかった。→ インスリンに対する知識が不足していた。→ 教育が不十分だった。
  - インスリン1単位は1目盛り分だと覚えていた。→ インスリンに対する知識が不足していた。
  - 手にした注射器の目盛りは、0.1mLだった。
  - インスリン注射の経験がなかった。
- インスリン専用の注射器を使わなかった。
  - インスリン注射の経験がなかった。
  - 似たようなものを手にとってしまった。→ 1mL注射器とインスリン専用注射器が、並んで保管されていた。
- ヒューマリンRを準備する際、複数の目で確認しなかった。
  - 昼の休憩時間で、スタッフの人数が少なかった。

対策

POINT

1. インスリンは、100単位/mLが国際規格である。
2. インスリンは、専用の注射器で準備する。
3. インスリン準備の際は、複数の目で確認する。
4. マニュアル遵守を徹底する。
5. 注射器や薬剤の保管・管理は、似たものを隣同士に置かないなどの工夫をする。

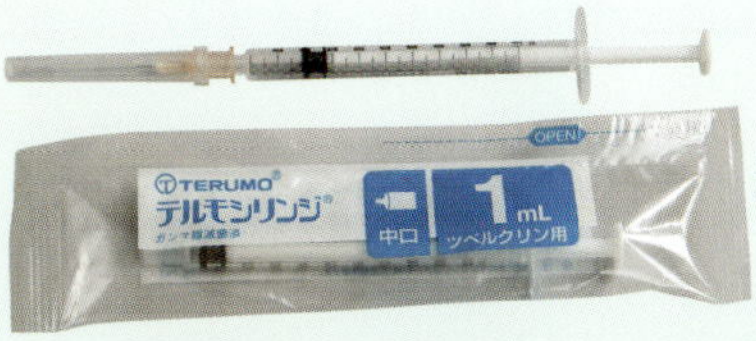

1mL注射器

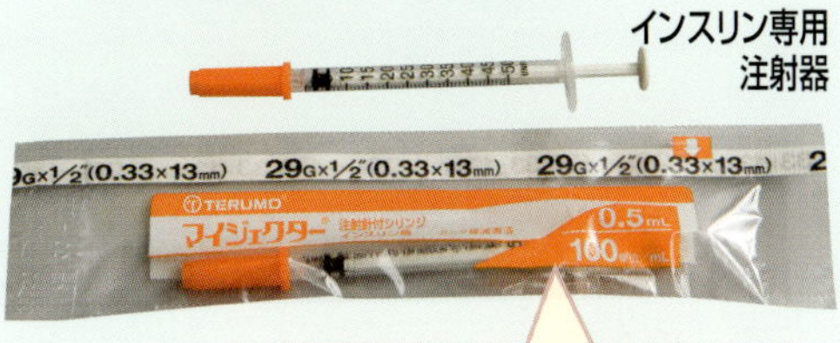

インスリン専用注射器

インスリンは、専用の注射器で準備。

インスリンの種類と作用

インスリンの種類を間違えた!

糖尿病の患者に、ヒューマログ®を朝食前7単位、
昼食前7単位、夕食前9単位、ヒューマリンN®を就寝前に4単位という
定時定量打ちの指示があった。
看護師は就寝前に血糖を測定(224mg/dL)、インスリンを注射した。
10分後、患者が気分不快を訴え、血糖を測定すると75mg/dLに低下。
看護師は、ヒューマリンNではなく、ヒューマログを注射したことに
気づいた!

インスリン定時定量打ちの指示

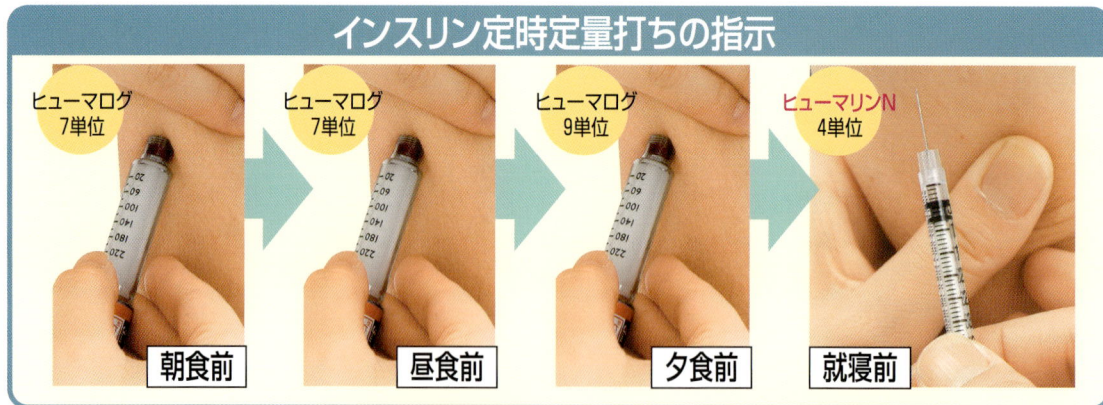

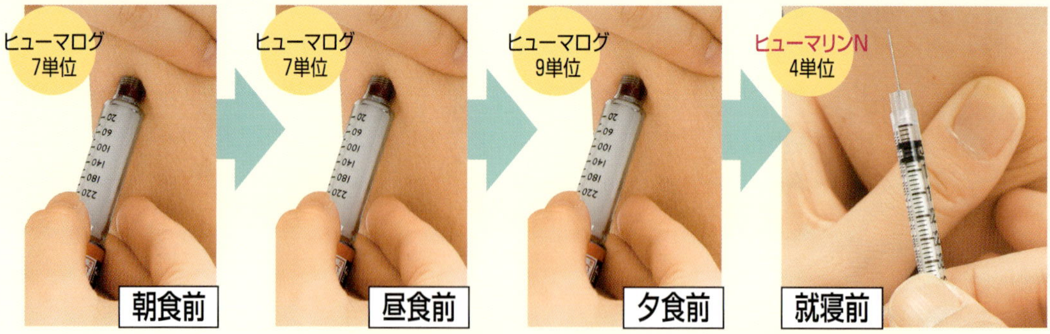
ヒューマログ
7単位
朝食前
ヒューマログ
7単位
昼食前
ヒューマログ
9単位
夕食前
ヒューマリンN
4単位
就寝前

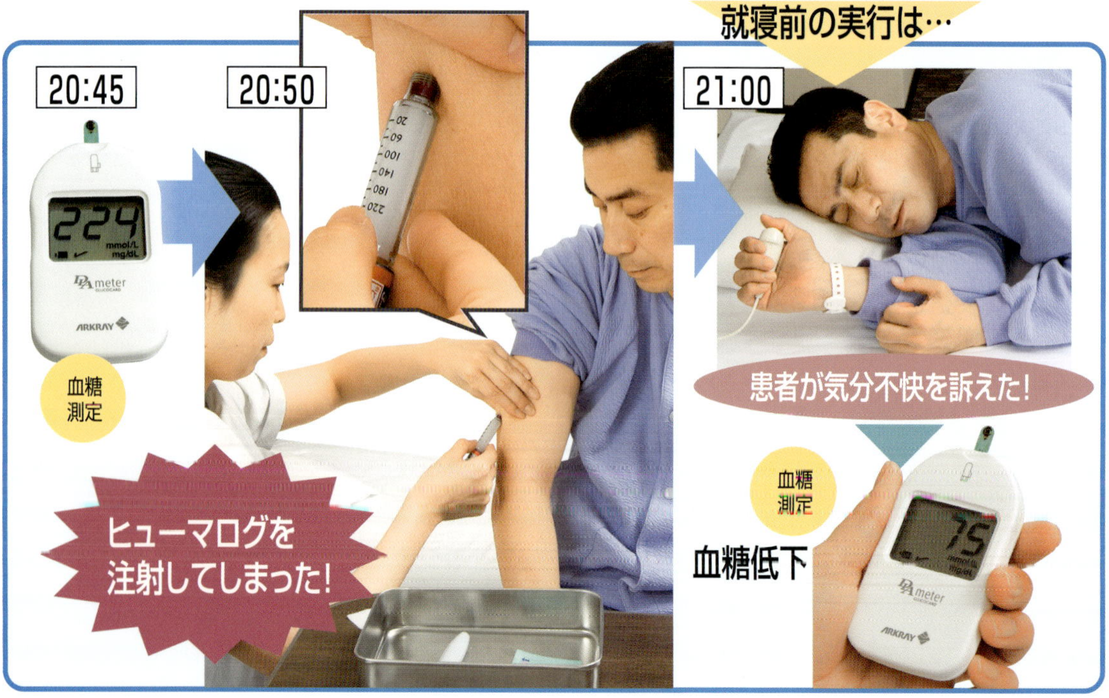
就寝前の実行は…
20:45
224
血糖
測定
20:50
ヒューマログを
注射してしまった!
21:00
患者が気分不快を訴えた!
血糖
測定
血糖低下
75

事象の連鎖

1 糖尿病の患者に、ヒューマログを朝食前7単位、昼食前7単位、夕食前9単位、ヒューマリンNを就寝前に4単位という定時定量打ちの指示があった。

↓

2 就寝前に血糖を測定し、ヒューマログを注射した。

↓

3 10分後に、患者が気分不快を訴え、血糖を測定したところ75mg/dLだった。

↓

4 看護師はヒューマログ4単位を注射したことに気づき、医師に報告。ブドウ糖20gを内服し、30分後に血糖再検の指示を受けた。

↓

5 血糖値は130mg/dLとなり、患者の症状は改善した。

背景要因

- 看護師は、ヒューマログと思い込んでいた。
  - → 指示確認が不足していた。 → 多重業務で忙しかった。
  - → 名称が似ていた。
  - → 薬効まで考えていなかった。 → インスリンに対する知識が不足していた。
- インスリンを準備する時、複数の目で確認しなかった。 → ほかのスタッフも忙しく、確認を依頼できなかった。

対 策

POINT

1 指示の確認を徹底する。

2 インスリンを準備する時は、複数の目で確認する。

3 薬効を十分に考える。インスリンは種類によって作用時間が異なるため、病態や状況に応じて薬剤が指示されていることを十分に理解する。

4 商品名だけでなく、一般名も覚える。

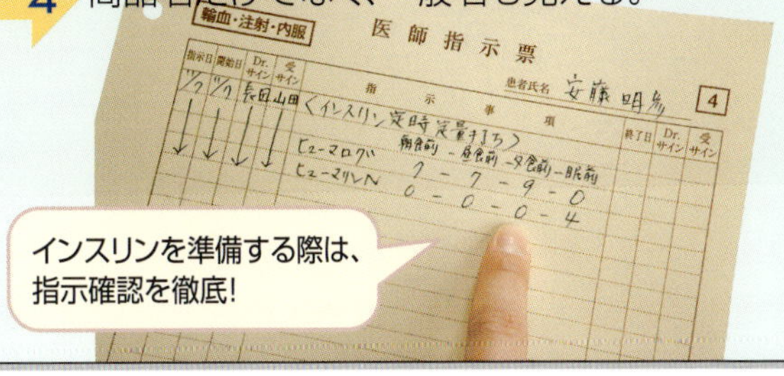
輸血・注射・内服
医 師 指 示 票
インスリンを準備する際は、
指示確認を徹底!

インスリンの種類と商品例

超速効型インスリン	ヒューマログ ノボラピッド注300
速効型インスリン	ノボリンR ヴェロスリン イノレットR ペンフィルR ヒューマカートR ヒューマリンR
中間型インスリン	イノレットN ノボリンN ヒューマリンN ペンフィルN
混合型インスリン	イノレット10R・20R・30R・40R・50R ノボリン10R・20R・30R・40R・50R ヒューマカート3/7 ヒューマリン3/7 ペンフィル10R・20R・30R・40R・50R ノボラピッド30ミックス注
特効型溶解インスリンアナログ製剤	ランタス

スライディングスケールの落とし穴

指示票の見間違いに注意!

患者は1日4回（各食前と21時）、血糖測定を行い、
各回スライディングスケールを使って、血糖値コントロールを行っていた。
看護師は21時の血糖値を測定。304mg/dLであったため、
1人で指示票を確認し、ヒューマリンR® 6単位を皮下注射した。
22時、指示を読み返し、21時は各食前の−2単位、
本来は4単位であったことに気づいた…。

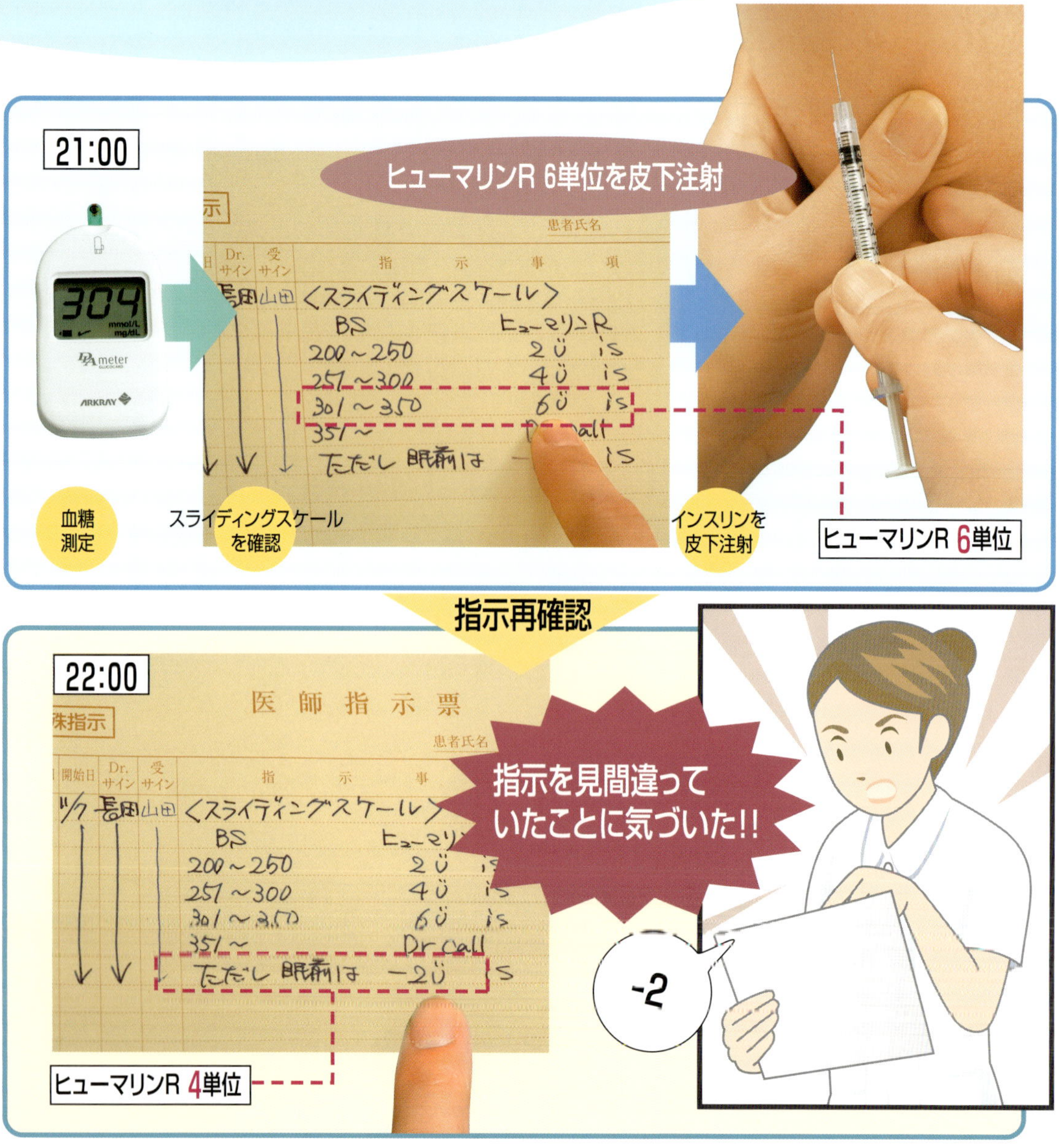
21:00
304
ヒューマリンR 6単位を皮下注射
患者氏名
指示事項
<スライディングスケール>
BS ヒューマリンR
200~250 2U is
257~300 4U is
301~350 6U is
351~ Dr call
血糖測定
スライディングスケールを確認
インスリンを皮下注射
ヒューマリンR 6単位
指示再確認
22:00
医師指示票
患者氏名
指示を見間違っていたことに気づいた!!
ただし眠前は −2U is
-2
ヒューマリンR 4単位

事象の連鎖

1 患者は1日4回（各食前と21時）、血糖測定を行い、各回スライディングスケールを使って、血糖値コントロールを行っていた。

2 21時、血糖値304mg/dLだった。
看護師は1人で指示票を確認し、ヒューマリンR6単位を皮下注射した。

3 22時、看護師は指示を見間違え、食前の指示量を注射していたことに気づいた。

4 医師に報告し、0時に再測定の指示を受けた。
0時の血糖値は200mg/dLだった。

背景要因

複数の目で確認する習慣がなかった。

21時は、指示量に変化があることを知らなかった。

指示票の確認が不足していた。

指示票がわかりにくかった。

夜勤で受け持ち患者数が多く、多重業務だった。

インスリンについて深く考えていなかった。

POINT

対策

1 スライディングスケール使用時は、複数の目で確認することが望ましい。

2 薬剤の知識に基づき、スライディングスケール使用の意図を明確にする。

3 指示票はわかりやすく記入するよう、医師に依頼する。

4 スライディングスケールについて、院内で標準化を検討する。

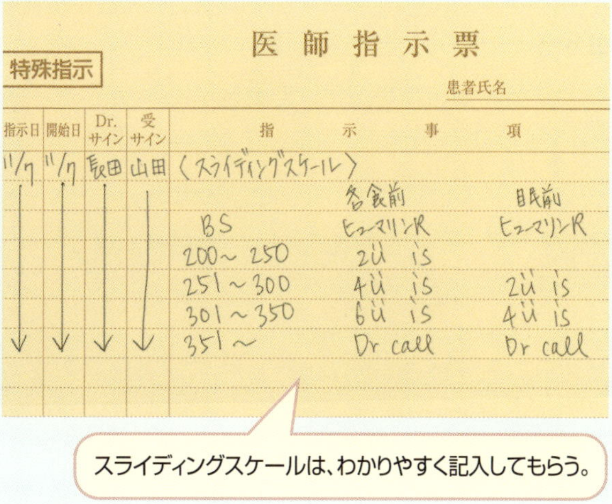
医師指示票
特殊指示
患者氏名
指示日 開始日 Dr.サイン 受サイン 指示事項
11/7 11/7 長田 山田 〈スライディングスケール〉
各食前 眠前
BS ヒューマリンR ヒューマリンR
200～250 2u is
251～300 4u is 2u is
301～350 6u is 4u is
351～ Dr call Dr call

スライディングスケールは、わかりやすく記入してもらう。

血糖自己測定のチェック

正しく指導をしたはずが…

患者は糖尿病で、血糖コントロールのため入院した。
看護師は、血糖自己測定を指導。
手技の確立を確認し、血糖測定を自己管理とした。
患者から血糖値が60mg/dLと報告があった。
看護師の見守りのもと、再度測定してもらったところ、アルコール消毒後、十分に乾燥させずに穿刺しており、血液吸引量も少ないことが判明した!

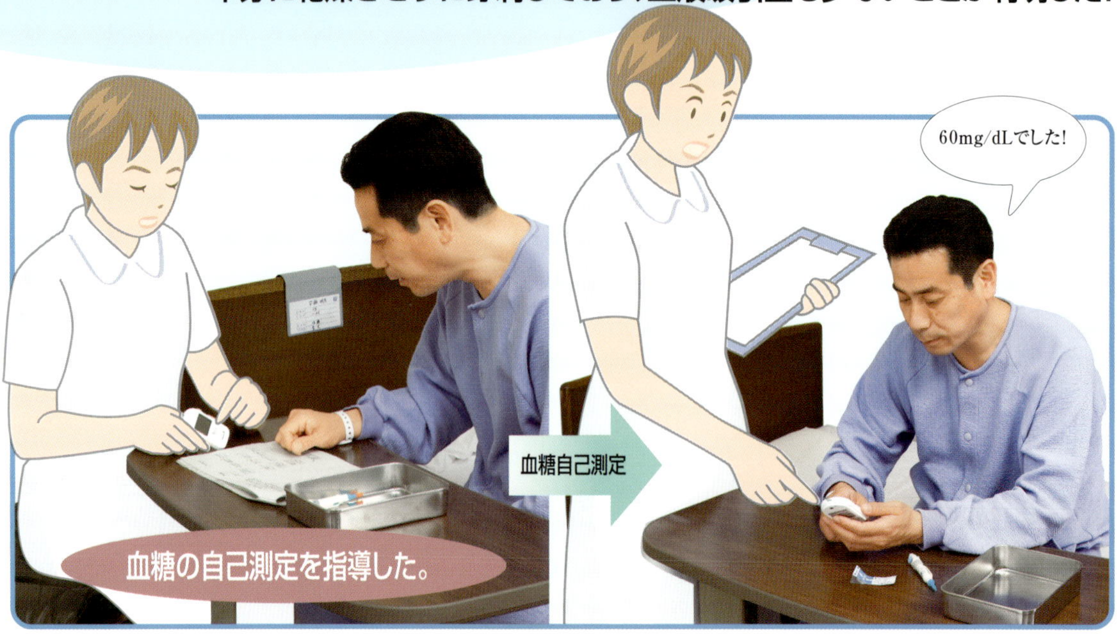
血糖の自己測定を指導した。
血糖自己測定
60mg/dLでした!

看護師の見守りのもと、再測定

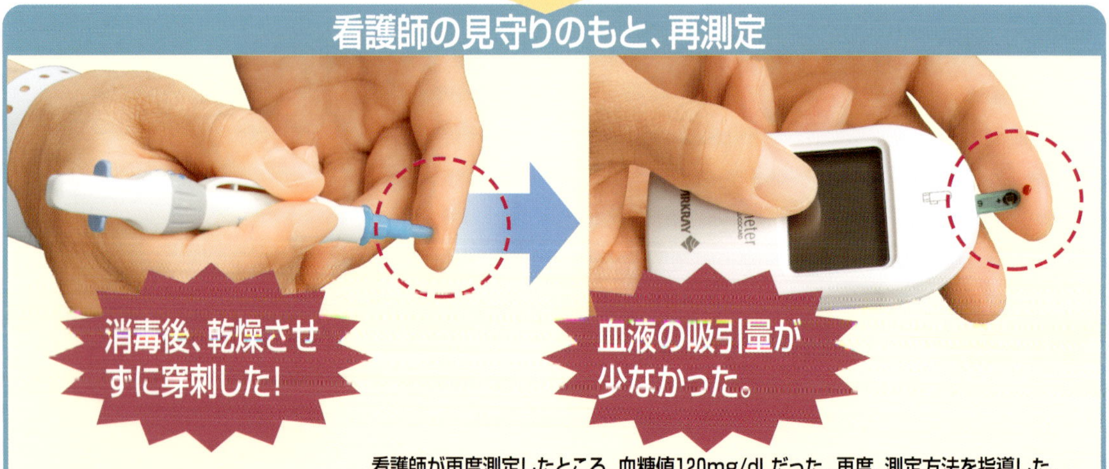
消毒後、乾燥させずに穿刺した!
血液の吸引量が少なかった。

看護師が再度測定したところ、血糖値120mg/dLだった。再度、測定方法を指導した。

事象の連鎖

1. 患者は糖尿病で、血糖コントロールを目的に入院した。

2. 看護師が血糖自己測定を指導した。

3. 患者が不適切な方法で、血糖値の自己測定を行った。
・アルコール消毒後、乾燥させずに穿刺
・血液吸引量不足

4. 患者より血糖値60mg/dLとの報告があった。看護師が見守り、患者が自己測定したところ、測定方法が不適切だったことが判明した。

5. 看護師が再度測定し（120mg/dL）、測定方法について指導した。

背景要因

自己測定で注意すべき点を、患者に明確に説明しなかった。 → 指導に関するマニュアルがなかった。

手技を1回見ただけで、自己測定ができると判断した。 → 自己測定可能かどうかの判断は、看護師の判断に任されていた。

定期的に手技の確認を行わなかった。 → 正しくできていると思い込んでいた。

対策

POINT

1. 血糖自己測定を指導する時は、指導マニュアルを整備し、指導内容を統一する。

2. 自己管理が可能かどうかの判断基準を統一する。

3. 自己管理を行っている場合も、定期的に測定方法をチェックする。

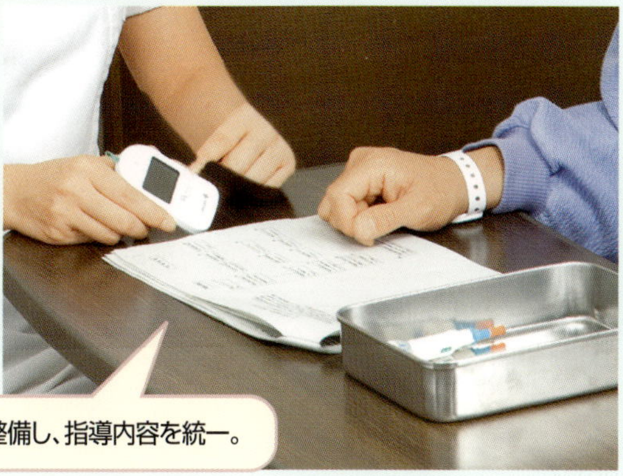

指導マニュアルを整備し、指導内容を統一。

薬剤準備を中断した場合

誤って、薬剤を過剰投与！

患者は腎機能障害があり、虫垂炎で入院していた。
39度の発熱があり、坐剤（ボルタレンサポ25mg®）投与の指示があった。
A看護師が坐剤を取り出す際、ほかの患者からナースコールがあり対応。
その後、坐剤を挿入した。
B看護師は捨てられた包装から、ボルタレンサポ25mgではなく、
ボルタレンサポ50mgが投与されたことに気づいた！

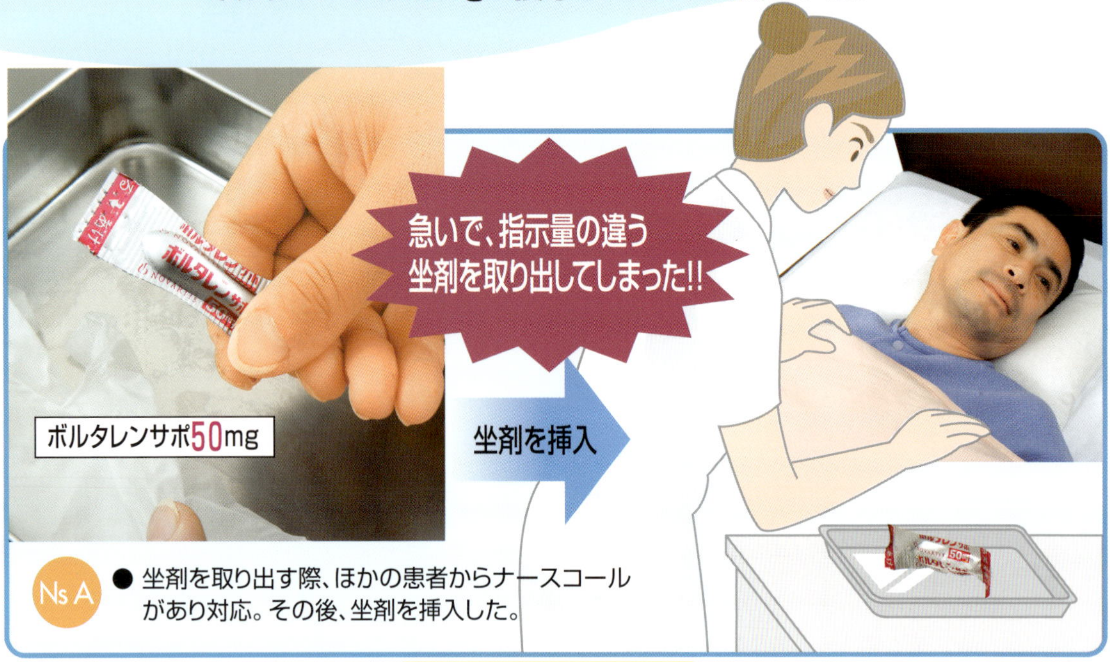
ボルタレンサポ50mg
急いで、指示量の違う
坐剤を取り出してしまった!!
坐剤を挿入
Ns A
● 坐剤を取り出す際、ほかの患者からナースコールがあり対応。その後、坐剤を挿入した。

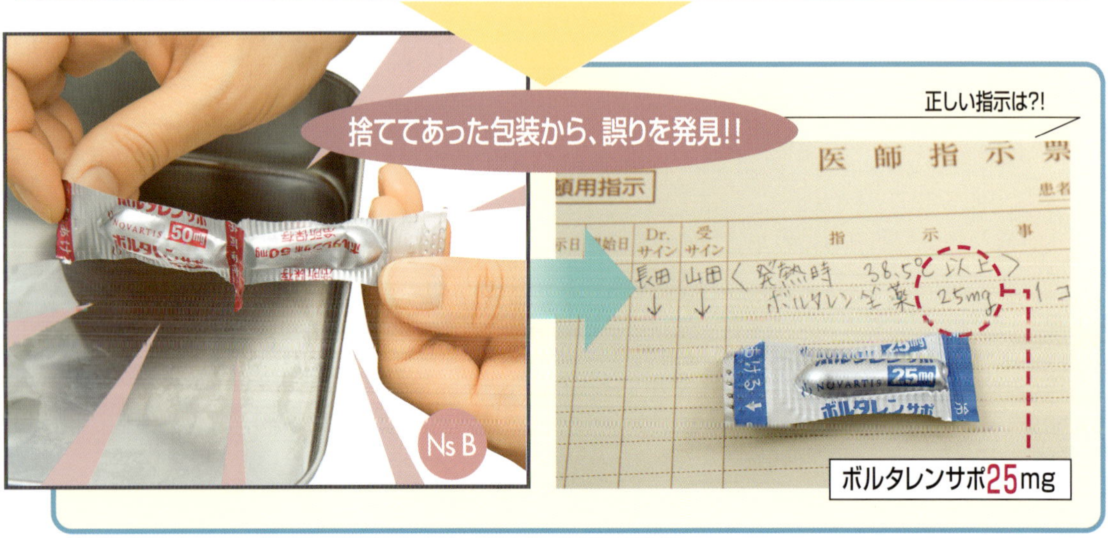
捨ててあった包装から、誤りを発見!!
Ns B
正しい指示は?!
医 師 指 示 票
頓用指示
Dr. サイン
受 サイン
指 示 事
長田 山田 〈発熱時 38.5℃以上〉
ボルタレン坐薬 25mg
ボルタレンサポ25mg

事象の連鎖

1. 患者に、39度の発熱があった。
2. A看護師は、医師の指示により坐剤ボルタレンサポ25mgを冷蔵庫から取り出そうとした時、ナースコールが鳴った。
3. A看護師は誤って、ボルタレンサポ50mgを取り出した。
4. A看護師はナースコールに対応した後、坐剤を見て50mgで間違いないと思い、指示票を見なかった。
5. A看護師は、患者に坐剤を挿入した。
6. B看護師は、空の包装から指示量と違っていることに気づいた。
7. A看護師は、医師に報告した。患者に状態の変化はなかった。

背景要因

- 25mgと50mgの坐剤が、並べて保管してあった。
- 2つの坐剤ラベルを確認しなかった。
  - 急いでナースコールに対応しようと思った。
- 指示量についての記憶が入れ替わった。
  - 一連の手順が中断した。
    - ほかに看護師がいなかった。
    - ナースコールが鳴った。
  - A看護師は50mgを使う機会が多かった。
- 指示票を再度確認しなかった。
  - 中断前に確認していた。
  - ボルタレンサポの副作用を知らなかった。
  - 患者に腎機能障害があることを忘れていた。

対 策

POINT

1. 薬剤準備の際、作業が一時中断した場合は、再度、指示確認を行う。
2. 患者の現病歴を考え、与薬を行う。
3. 薬剤の名称・形状・規格の似たものは、隣同士に並べて保管しない。

注意！ 坐剤は、簡単に使用しがちだが、ショックを起こす場合があるので注意する。

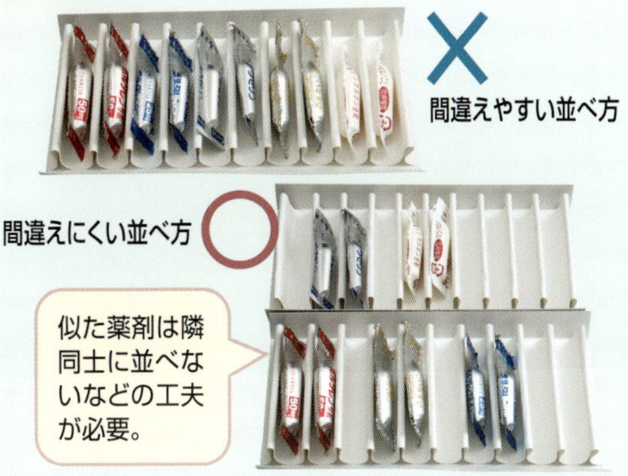
×
間違えやすい並べ方
間違えにくい並べ方
○
似た薬剤は隣同士に並べないなどの工夫が必要。

経口与薬は、飲み込むまで確認

錠剤の飲みこぼしを発見！

6種類の薬剤の内服指示があり、
朝食後、患者に渡して内服するよう説明した。
食後に確認すると、薬の袋が空になっており、患者も内服したと答えた。
10時過ぎに血圧測定をしたところ、患者の体の下から薬剤が1錠出てきた！
医師に報告し、おそらく本日の朝食後に与薬した分だと考えられたが、
はっきりせず、重複内服を避けるため、経過観察となった。

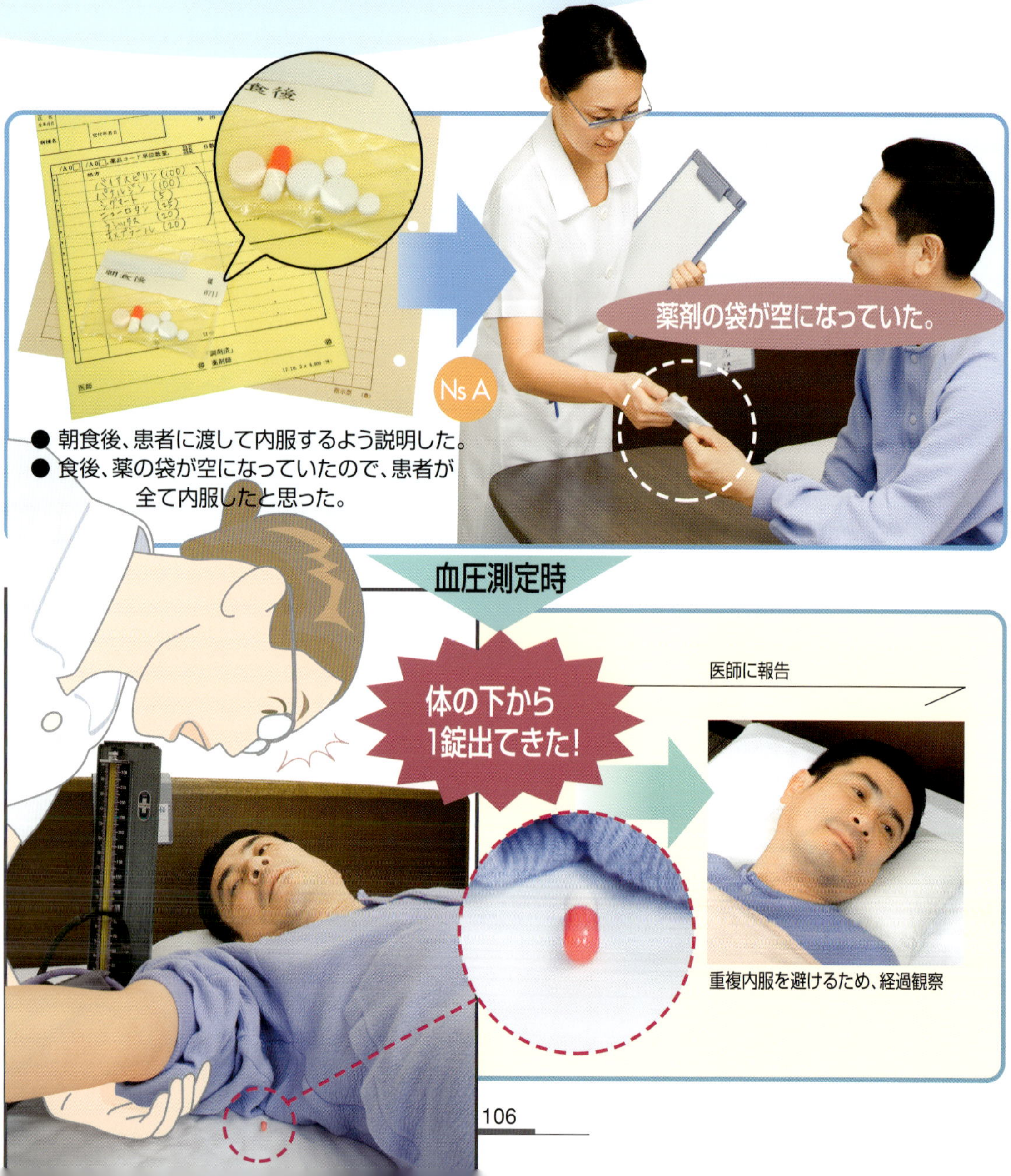
薬剤の袋が空になっていた。
Ns A
● 朝食後、患者に渡して内服するよう説明した。
● 食後、薬の袋が空になっていたので、患者が全て内服したと思った。
血圧測定時
体の下から1錠出てきた！
医師に報告
重複内服を避けるため、経過観察

事象の連鎖

1. 6種類の薬剤の内服指示があり、朝食後、A看護師は患者に渡して内服するよう説明した。
2. A看護師は、患者が内服したかどうか見届けず、その場を離れた。
3. 患者が、薬剤を1錠飲みこぼした。
4. A看護師は、患者はすべて薬剤を飲んだと思った。
5. 血圧測定時、患者の体の下から薬剤が1錠出てきた。
6. 本日朝の薬剤とは断定できず、重複内服になる可能性があるため、そのまま経過観察となった。
7. 患者の状態に変化はなかった。

背景要因

- 一見、しっかりしている患者なので大丈夫だと思った。 → 患者の内服能力のアセスメントが不十分だった。
- 多重業務で忙しかった。
- 薬を渡しただけで安心した。
- 薬剤を1度に飲もうとした。 → 少しずつ飲むのが面倒だった。／手先がおぼつかなかった。
- 薬剤を包装から取り出す際、飛ばした。 → 手先がおぼつかなかった。
- 薬剤の袋が空になっていた。
- 患者本人が、全部飲んだと申告した。 → 患者は手の中に残っていなかったため、飲んだと思った。

POINT

対 策

1. 患者の内服能力のアセスメントを十分に行う。
2. 患者の能力に合わせた介助を行う。
   例:●患者に渡す際、薬剤の包装を開けておく
   ●薬剤をすべて包装から取り出し、薬杯に入れ1回で飲めるようにする
   ●薬剤をまとめてオブラートで包む
3. 薬剤処方の形態を一包化するなどの工夫をする。

内服の工夫
薬剤をすべて薬杯に入れる。
薬剤をすべてオブラートで包む。

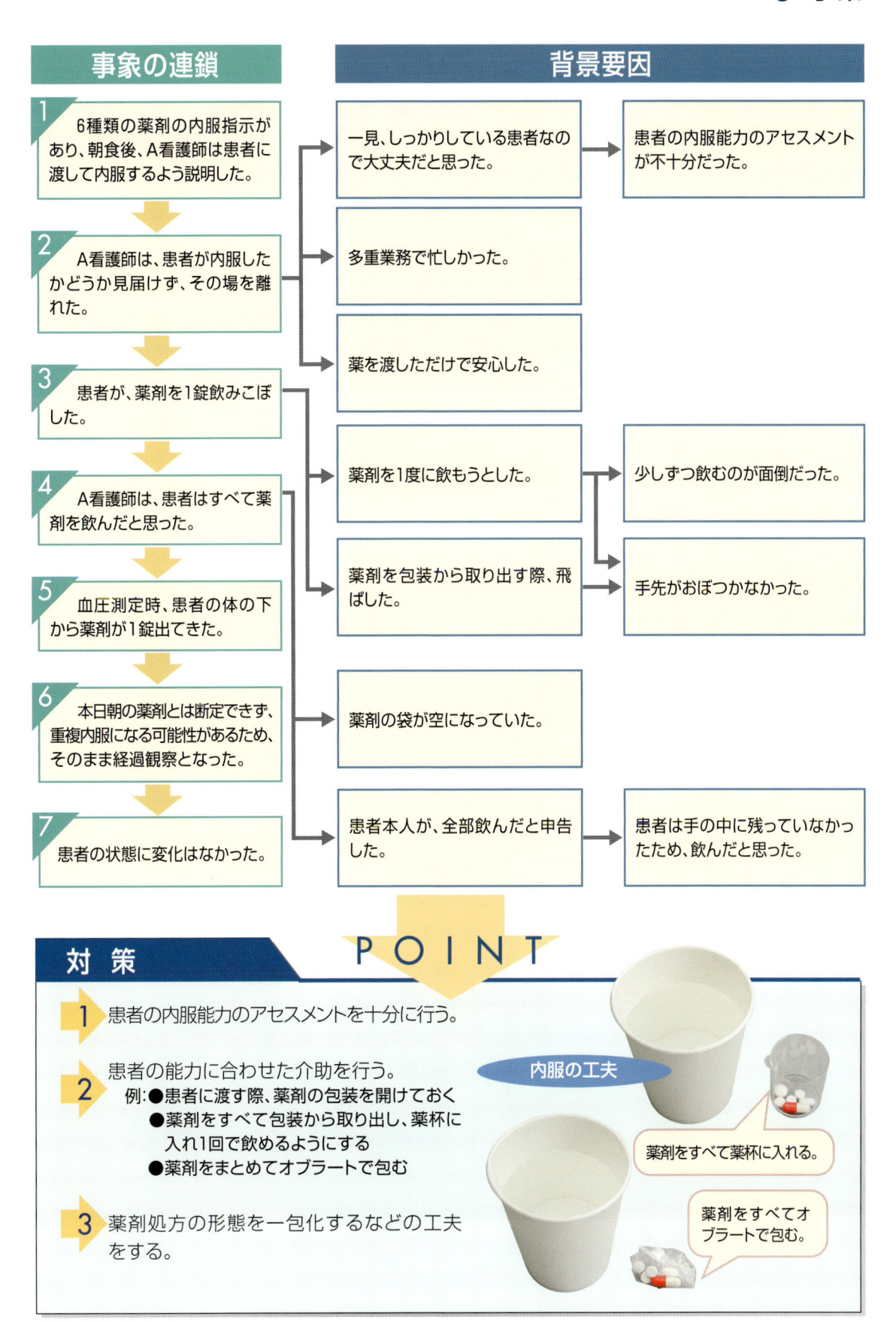

処方箋の指示確認

「2錠1×朝食後」は、1回何錠?

深夜勤務のA看護師は、「アムロジン®2.5mg2錠1×朝食後」の内服指示を処方箋を見ながら準備し、与薬した。
日勤のB看護師は、薬剤の残数を確認し、1錠多いことに気づいた。
A看護師に確認すると、1錠しか与薬しなかったことが判明した…。
医師に報告し、昼食後に1錠内服し、経過観察となった。

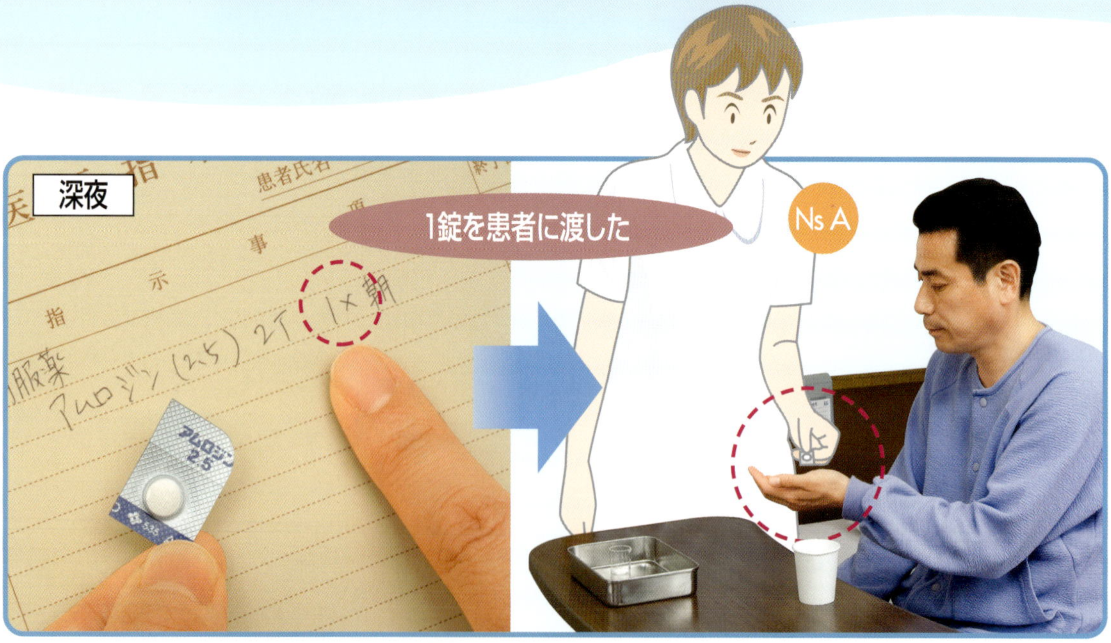
深夜
1錠を患者に渡した
Ns A

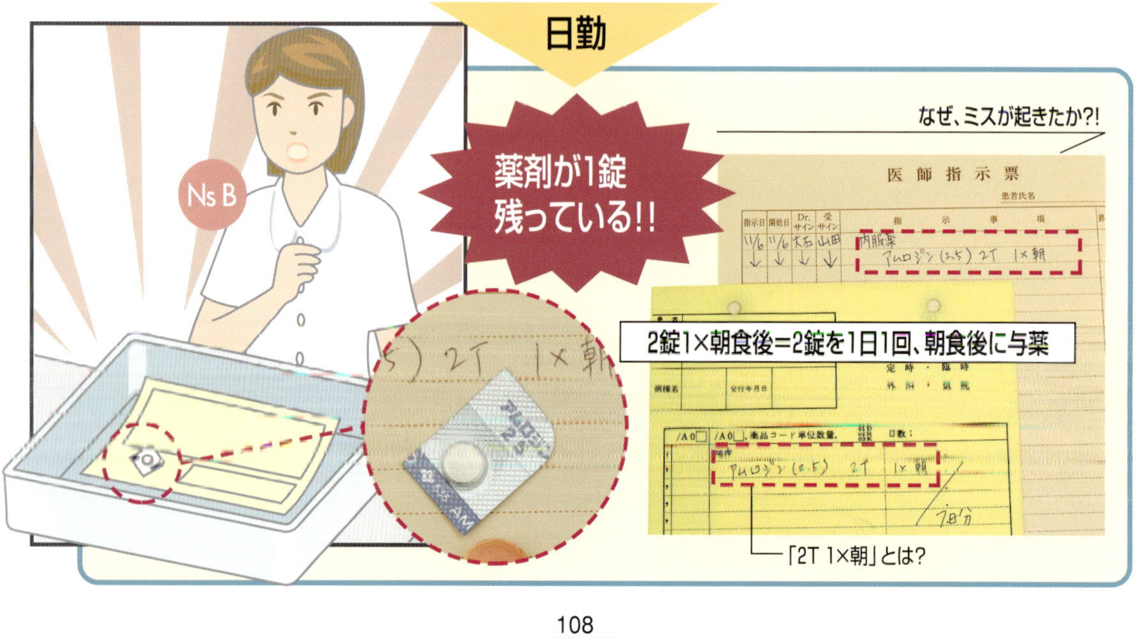
日勤
Ns B
薬剤が1錠残っている!!
なぜ、ミスが起きたか?!
医師指示票
2錠1×朝食後=2錠を1日1回、朝食後に与薬
「2T 1×朝」とは?

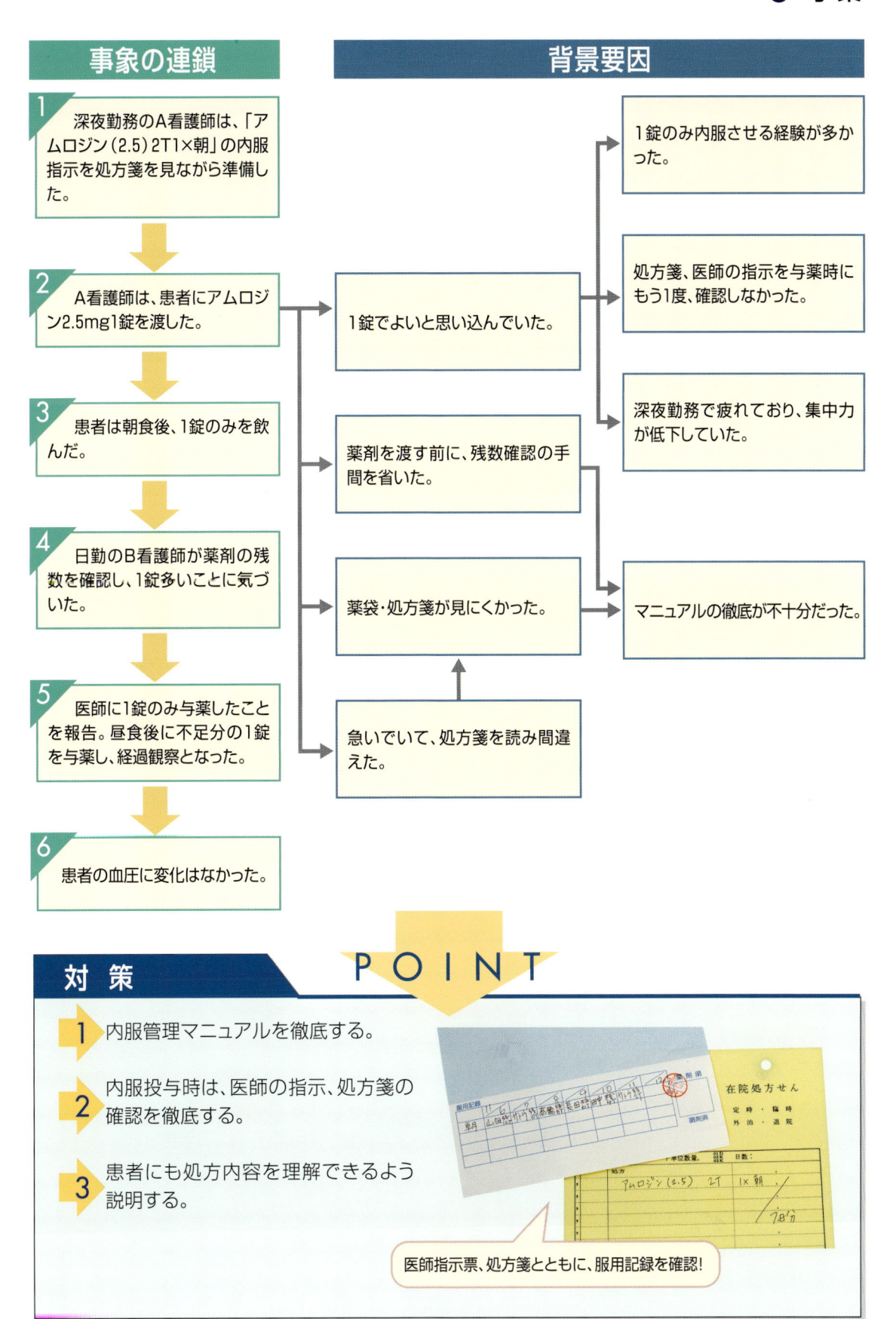

事象の連鎖

1 深夜勤務のA看護師は、「アムロジン（2.5）2T1×朝」の内服指示を処方箋を見ながら準備した。

2 A看護師は、患者にアムロジン2.5mg1錠を渡した。

3 患者は朝食後、1錠のみを飲んだ。

4 日勤のB看護師が薬剤の残数を確認し、1錠多いことに気づいた。

5 医師に1錠のみ与薬したことを報告。昼食後に不足分の1錠を与薬し、経過観察となった。

6 患者の血圧に変化はなかった。

背景要因

- 1錠でよいと思い込んでいた。
  - 1錠のみ内服させる経験が多かった。
  - 処方箋、医師の指示を与薬時にもう1度、確認しなかった。
  - 深夜勤務で疲れており、集中力が低下していた。
- 薬剤を渡す前に、残数確認の手間を省いた。
  - マニュアルの徹底が不十分だった。
- 薬袋・処方箋が見にくかった。
  - マニュアルの徹底が不十分だった。
- 急いでいて、処方箋を読み間違えた。
  - 薬袋・処方箋が見にくかった。

POINT

対　策

1 内服管理マニュアルを徹底する。

2 内服投与時は、医師の指示、処方箋の確認を徹底する。

3 患者にも処方内容を理解できるよう説明する。

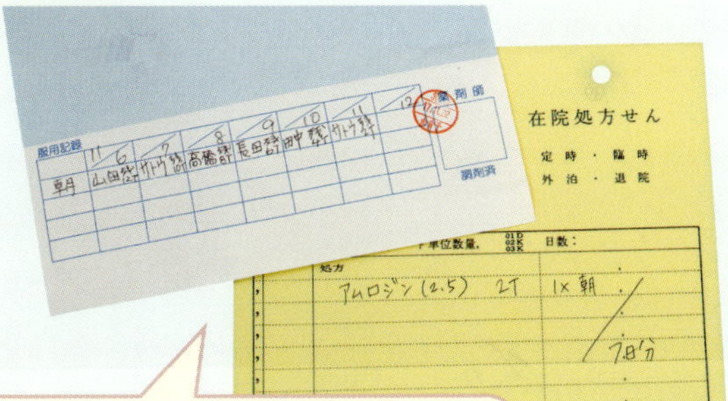

医師指示票、処方箋とともに、服用記録を確認!

経管栄養開始前の確認

栄養剤が口腔より流出した!

経口摂取ができない患者に、経鼻経管栄養が行われていた。
看護師は気泡音を聴取後、経腸栄養剤の滴下を開始したところ、
栄養剤が口腔より流出してしまった。
改めて経鼻チューブを確認すると、
固定が緩み、10cmほど抜けかけていた…。

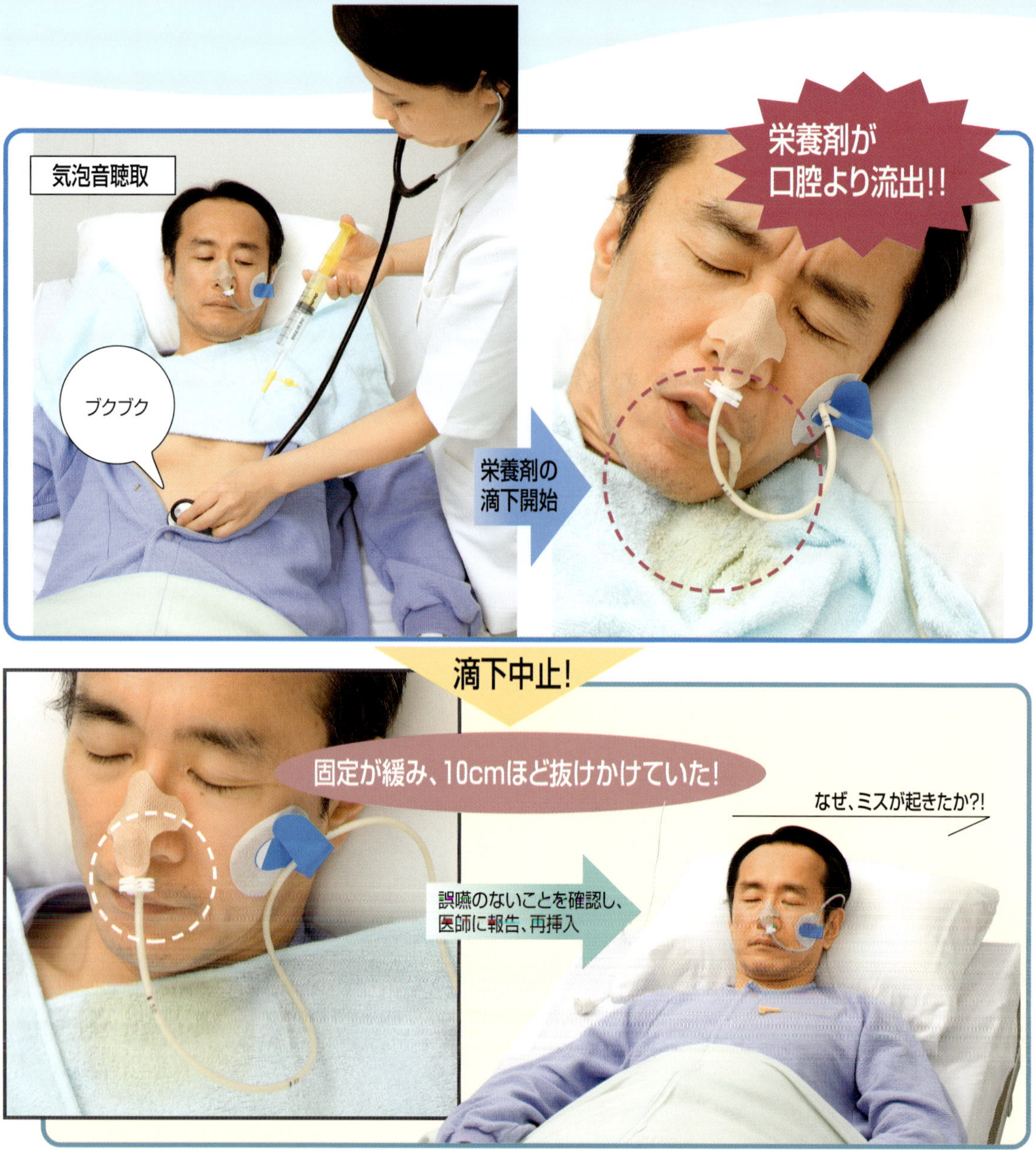
気泡音聴取
ブクブク
栄養剤の
滴下開始
栄養剤が
口腔より流出!!
滴下中止!
固定が緩み、10cmほど抜けかけていた!
誤嚥のないことを確認し、
医師に報告、再挿入
なぜ、ミスが起きたか?!

事象の連鎖

1. 患者の栄養チューブが抜けかけていた。
2. 看護師は、栄養チューブが抜けかけていることに気づかなかった。
3. 看護師は気泡音だけを聴取し、経腸栄養剤の滴下を開始した。
4. 栄養剤が口腔内より流出した。
5. 直ちに栄養剤の滴下を中止し、誤嚥のないことを確認した。
6. 医師に報告し、再度、栄養チューブを挿入した。

背景要因

- 1 → 絆創膏による固定が緩んでいた。
  - → 患者が汗をかいていた。
  - → 固定の仕方が不十分だった。
- 2 → 気泡音が確認できたため、大丈夫だと思った。
  - → 気泡音のみの確認が優先されていた。
  - → 手順書があいまいだった。
- 2 → 栄養チューブ挿入の長さを気にしていなかった。
  - → 抜けかけているとは思っていなかった。

対策

POINT

1. 栄養剤を滴下する前に、以下の方法で栄養チューブが胃内に留置されていることを確認する。
   ① 気泡音聴取
   ② 胃液・胃内容物の吸引
   ③ 栄養チューブの固定位置の確認

栄養チューブが胃内にあることを確認

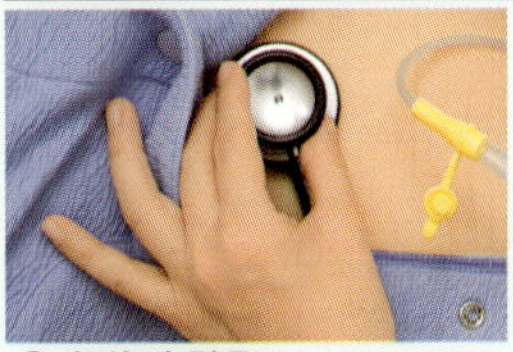

① 気泡音聴取

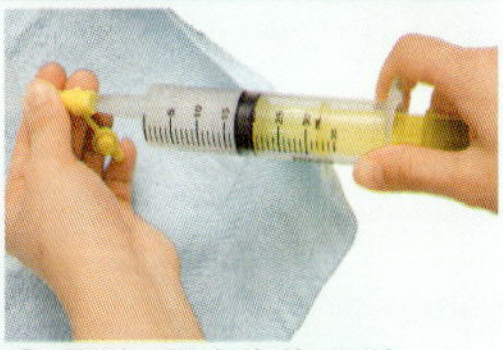

② 胃液・胃内容物吸引

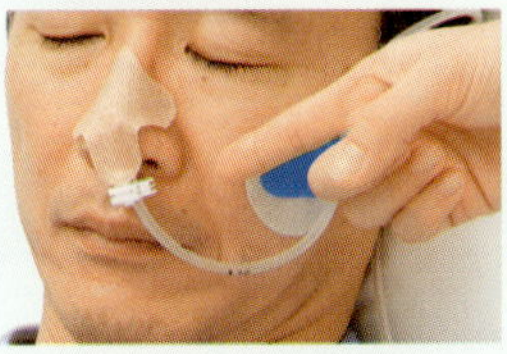

③ 栄養チューブの固定位置確認

④ レントゲン撮影

2. 栄養チューブの長さを確認。挿入時は、レントゲンで確認する。
3. 咳嗽や発汗で栄養チューブの固定がずれないよう、定期的に絆創膏を交換する。
4. 患者自身がチューブをいじらないよう、体位を工夫し、固定をしっかり行う。
5. 誤嚥性肺炎を予防するため、栄養剤の注入時はベッドを30度もしくは90度に挙上する。

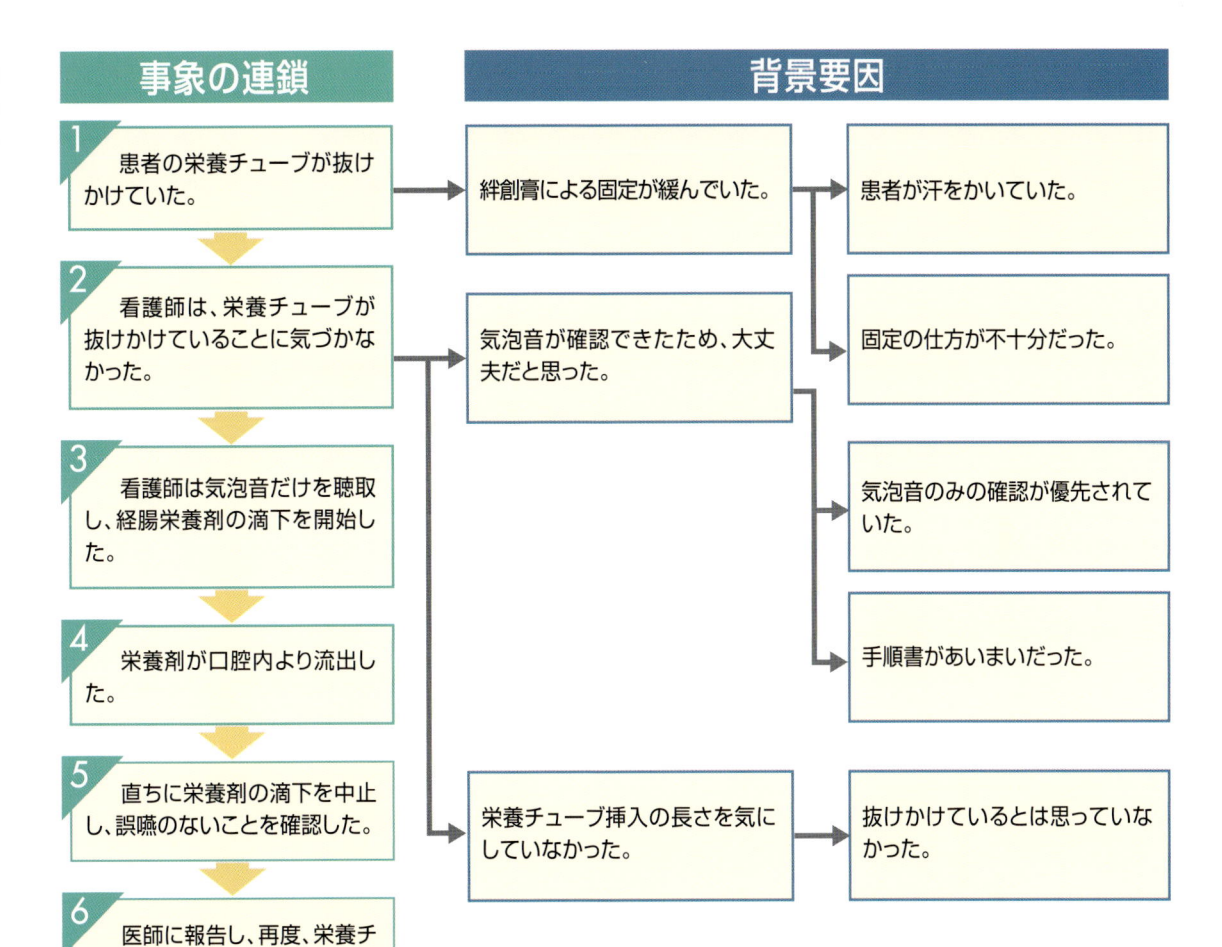

栄養チューブからの与薬

栄養チューブが閉塞した!

患者は長期間、経管栄養を行っていた。
看護師は、粉砕した薬剤を水で溶き、栄養チューブから注入したところ、注入困難となり、押すことも吸引することもできなくなった。
注入した薬剤がチューブに詰まり、閉塞していた…。

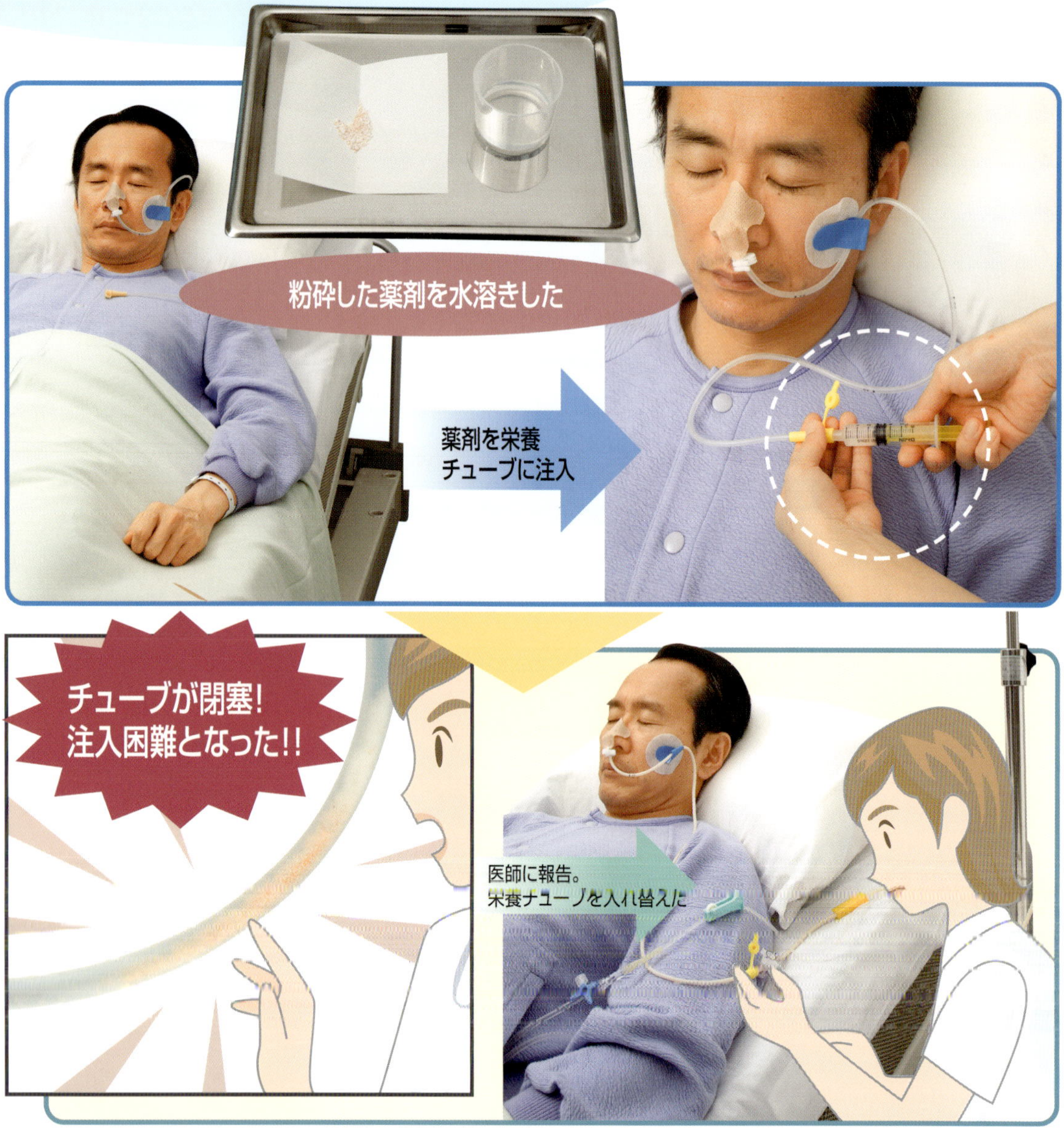

粉砕した薬剤を水溶きした
薬剤を栄養
チューブに注入
チューブが閉塞!
注入困難となった!!
医師に報告。
栄養チューブを入れ替えた

事象の連鎖

1 看護師は、粉砕した薬剤を水で溶いたが、溶解が不十分だった。

↓

2 栄養チューブから薬剤を注入したところ、詰まってしまった。

↓

3 医師に報告し、栄養チューブを挿入しなおした。

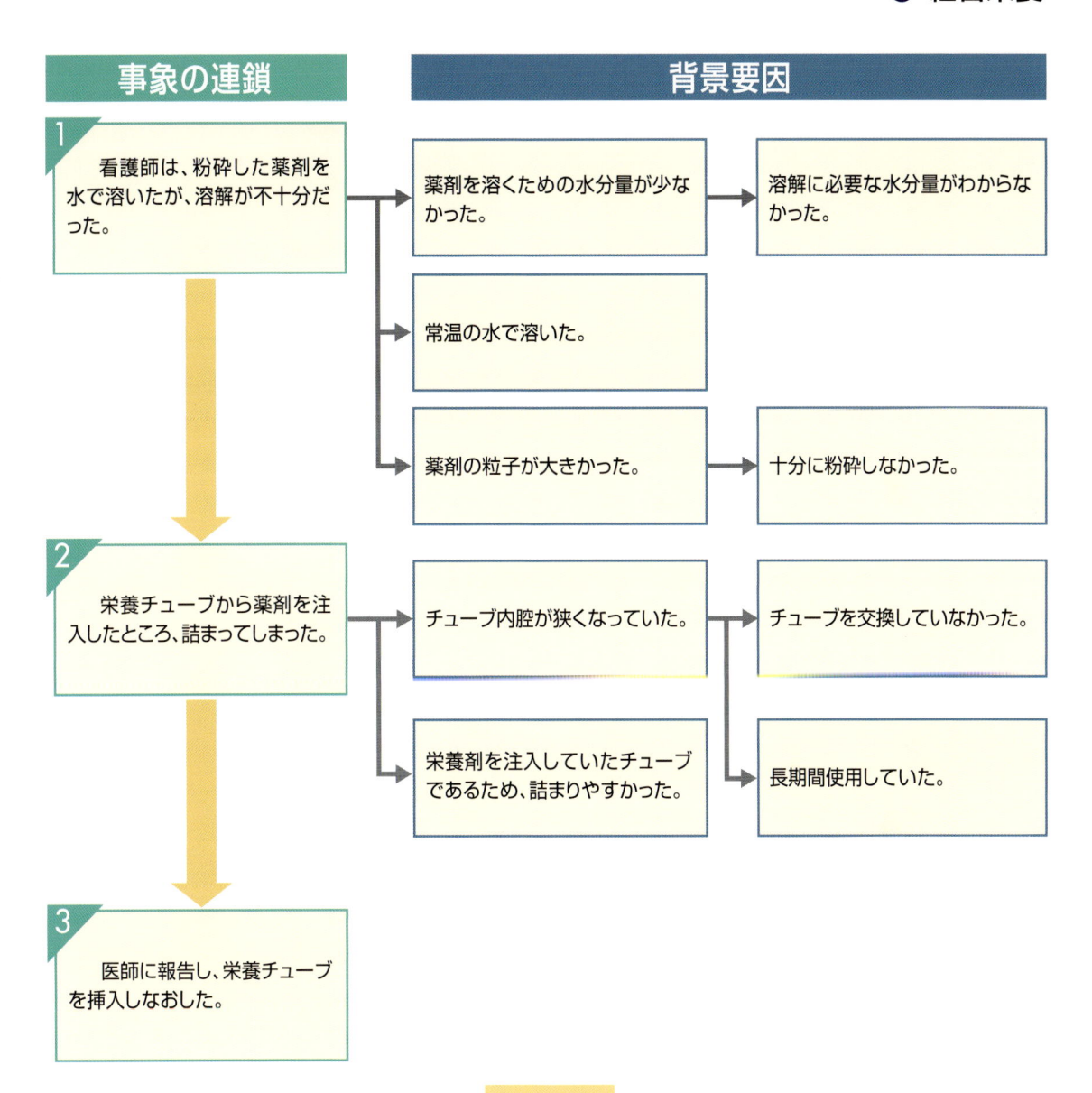

背景要因

1 看護師は、粉砕した薬剤を水で溶いたが、溶解が不十分だった。
- 薬剤を溶くための水分量が少なかった。 → 溶解に必要な水分量がわからなかった。
- 常温の水で溶いた。
- 薬剤の粒子が大きかった。 → 十分に粉砕しなかった。

2 栄養チューブから薬剤を注入したところ、詰まってしまった。
- チューブ内腔が狭くなっていた。 → チューブを交換していなかった。／長期間使用していた。
- 栄養剤を注入していたチューブであるため、詰まりやすかった。

POINT

対　策

1 溶けにくい薬剤は、十分量の微温湯で溶解する。

2 栄養剤注入後は、チューブ内に十分に微温湯を流してから、薬剤を注入する。（栄養剤は濃度が高いため。）

注意！ 粉砕したり、カプセルを開封することが可能な薬剤であることを確認。
薬剤によっては、投与方法により期待される効果が得られない場合がある。

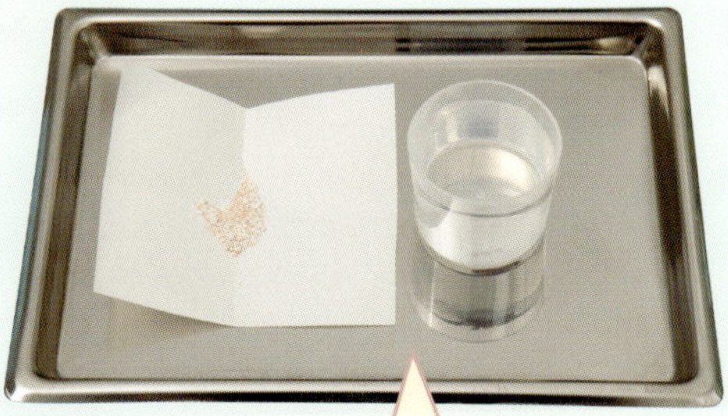

十分な微温湯で、よく溶かす。

栄養ルートと輸液ルート

内服薬を輸液ルートに注入!?

A看護師は他施設から移ってきたばかりで、
当施設で経管栄養の患者を受け持つのが初めてだった。
患者には、点滴静脈注射と経鼻経管栄養が同時に行われていた。
栄養剤注入が終了したため、A看護師は内服薬を注入器に準備し、
ベッドサイドに持参。三方活栓から注入しようとしたその時、
接続部のサイズが合わないことから、輸液ルートに注入しようとしたことに気づいた!

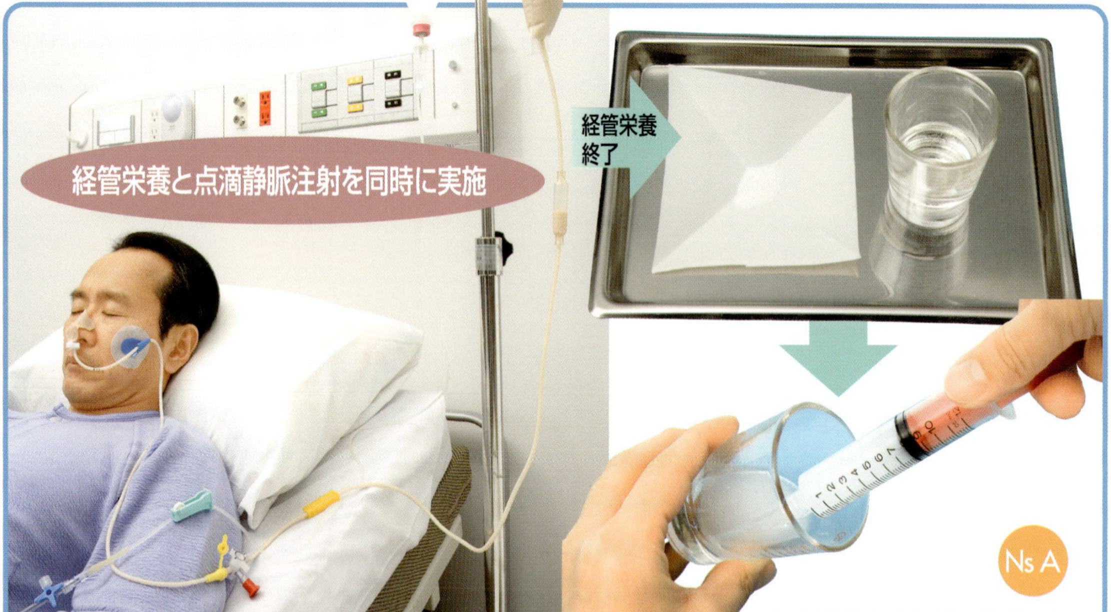
経管栄養と点滴静脈注射を同時に実施
経管栄養
終了
Ns A

● 内服薬を注入器に準備した。

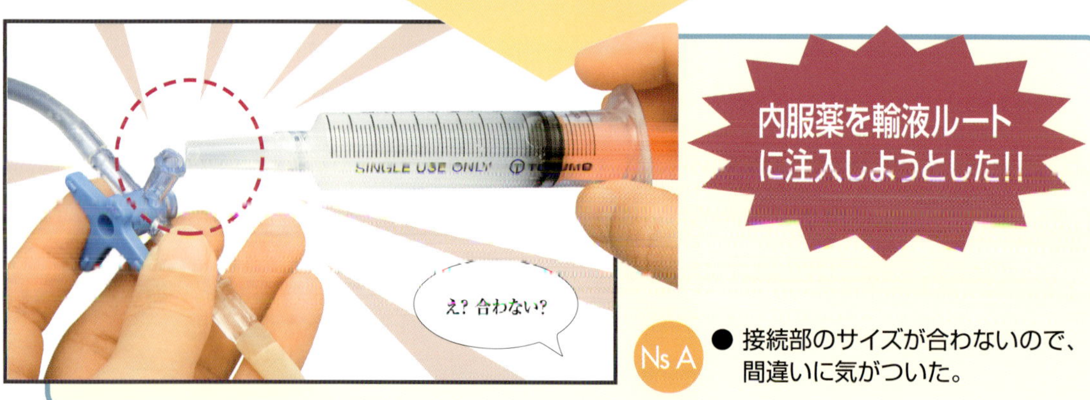
SINGLE USE ONLY
え? 合わない?
内服薬を輸液ルート
に注入しようとした!!
Ns A

● 接続部のサイズが合わないので、
間違いに気がついた。

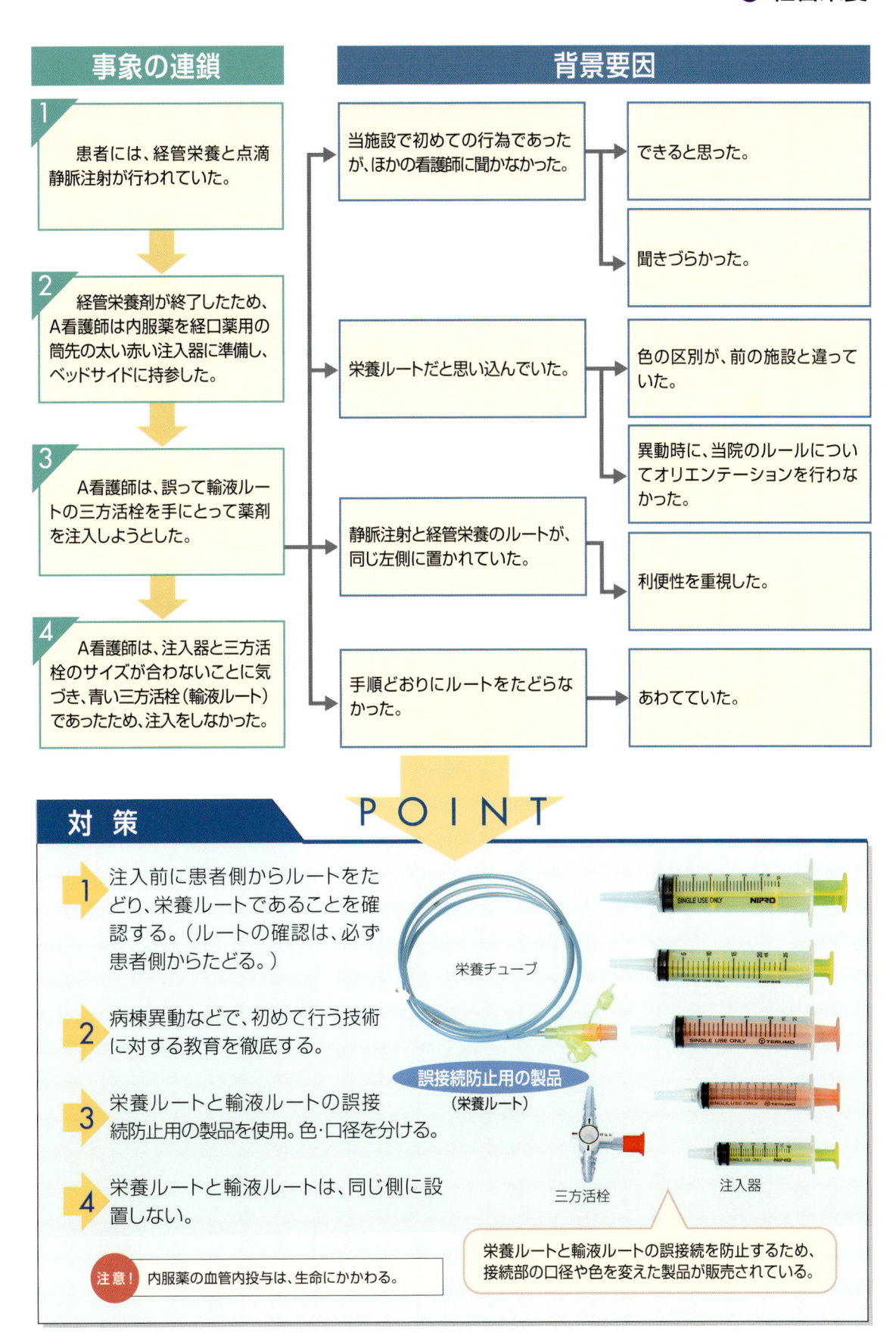

事象の連鎖

1. 患者には、経管栄養と点滴静脈注射が行われていた。

2. 経管栄養剤が終了したため、A看護師は内服薬を経口薬用の筒先の太い赤い注入器に準備し、ベッドサイドに持参した。

3. A看護師は、誤って輸液ルートの三方活栓を手にとって薬剤を注入しようとした。

4. A看護師は、注入器と三方活栓のサイズが合わないことに気づき、青い三方活栓（輸液ルート）であったため、注入をしなかった。

背景要因

- 当施設で初めての行為であったが、ほかの看護師に聞かなかった。
  - できると思った。
  - 聞きづらかった。
- 栄養ルートだと思い込んでいた。
  - 色の区別が、前の施設と違っていた。
  - 異動時に、当院のルールについてオリエンテーションを行わなかった。
- 静脈注射と経管栄養のルートが、同じ左側に置かれていた。
  - 利便性を重視した。
- 手順どおりにルートをたどらなかった。
  - あわてていた。

POINT

対　策

1. 注入前に患者側からルートをたどり、栄養ルートであることを確認する。（ルートの確認は、必ず患者側からたどる。）

2. 病棟異動などで、初めて行う技術に対する教育を徹底する。

3. 栄養ルートと輸液ルートの誤接続防止用の製品を使用。色･口径を分ける。

4. 栄養ルートと輸液ルートは、同じ側に設置しない。

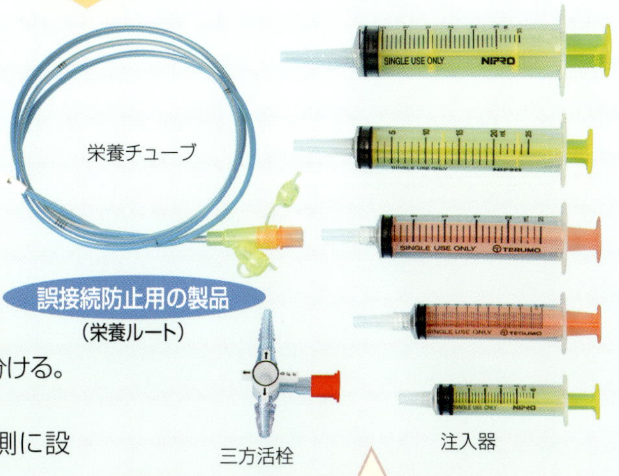

栄養チューブ
誤接続防止用の製品
（栄養ルート）
三方活栓
注入器

栄養ルートと輸液ルートの誤接続を防止するため、接続部の口径や色を変えた製品が販売されている。

注意！ 内服薬の血管内投与は、生命にかかわる。

写真でわかる
看護安全管理

……事故・インシデントの背景要因の分析と対策……

2007年7月3日　初版第1刷発行
2012年7月20日　初版第2刷発行
2018年7月20日　初版第3刷発行

[監　　修]　村上美好
[発 行 人]　赤土正幸
[発 行 所]　株式会社インターメディカ
〒102-0072　東京都千代田区飯田橋2-14-2
TEL.03-3234-9559　FAX.03-3239-3066
URL　http://www.intermedica.co.jp
[印　　刷]　凸版印刷株式会社

[デザイン]　安藤千恵（AS）

ISBN978-4-89996-180-2
定価はカバーに表示してあります。